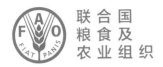

营养导向型农业与食物系统实践
干预措施

联合国粮食及农业组织　编著
孙君茂　黄家章　卢士军　编译

Nutrition-sensitive agriculture and food systems in practice

Options for intervention

U0349623

联合国粮食及农业组织
农业农村部食物与营养发展研究所

中国农业科学技术出版社

图书在版编目（CIP）数据

营养导向型农业与食物系统实践：干预措施 / 联合国粮食及农业组织编著；孙君茂，黄家章，卢士军编译 . -- 北京：中国农业科学技术出版社，2018.11
ISBN 978-7-5116-3916-5

Ⅰ . ①营… Ⅱ . ①联… ②孙… ③黄… ④卢… Ⅲ . ①食品营养 Ⅳ . ① R151.3

中国版本图书馆 CIP 数据核字 (2018) 第 253891 号

责任编辑	崔改泵
责任校对	贾海霞
责任印刷	姜义伟　王思文

出 版 者	中国农业科学技术出版社
	北京市中关村南大街 12 号　　邮编：100081
电　　话	（010）82109194（编辑室）　（010）82109704（发行部）
	（010）82109709（读者服务部）
传　　真	（010）82106650
网　　址	http://www.castp.cn
经 销 者	各地新华书店
印 刷 者	北京地大彩印有限公司
开　　本	148mm × 210mm　1/32
印　　张	3
字　　数	86 千字
版　　次	2021 年 12 月第 1 版　2021 年 12 月第 1 次印刷
定　　价	20.00 元

前言

　　农业和食物系统的作用是第二次国际营养会议期间签署的《营养问题罗马宣言》和联合国"营养行动十年"关注的一个核心与重点。越来越多的国家将营养导向型农业与食物安全政策及方案作为其政治承诺与努力方向，各国农业和农村发展部门也在不断推动多部门营养战略的实施。在他们的支持下，很多合作伙伴正将营养导向型农业和粮食系统作为他们支持农业投资的核心特征。然而，落实这一承诺的一个突出挑战是缺乏设计营养导向型食物与农业政策和规划的能力，同时缺乏帮助专业人士和政策制定者有效地将营养纳入其工作的操作工具。

　　《营养导向型农业与食物系统实践——干预措施》一书提供了一份以食物系统为基础的干预选择清单，满足了这一需求。这些方案在改善居民营养方面具有很大的潜力，并有一套非常具体的切入点以最大限度地发挥这些干预措施的影响，包括通过创造有利的政策环境。这一工具是联合国粮食及农业组织营养导向型农业与食物系统工具箱为方案规划者与政策制定者提供的一揽子指导材料之一，该工具箱还包括通过《农业和食物系统营养改善建议》《营养导向型农业投资规划——项目规划提要和指南》《营养导向型农业指标汇编》。

　　参考 FAO 不同领域专业知识编写而成的《营养导向型农业与食物系统实践——干预措施》一书是关键资源，可帮助不同领域（从育种到生产、从食物转换和包装到运输和贸易、从营销和价值链到食品安全、从食品标签到消费者教育）的专业人员了解其领域与营养的关系。

　　如果营养问题被纳入相关部门的主要工作，那么消除营养不良也将成为可能，农业与食物系统必定大有可为。《营养导向型农业与食物系统实践——干预措施》是帮助建立营养导向型食物系统和一个"没有任何形式营养不良世界"的关键资源。

Anna Lartey
粮农组织粮食及营养司司长

致谢

《营养导向型农业与食物系统实践——干预措施》利用粮农组织粮食及营养司（ESN）和其他技术部门（AGA、AGF、AGP、ESP、EST、FIAA、FIAM、FIAP、TCI）的广泛专业知识，制定了干预措施。

Elvira Uccello、Domitille Kauffmann、Muriel Calo 和 Marie Streissel 是本书主要作者。

我们非常感谢以下个人支持干预措施开发，并确保技术准确性：

Malcolm Beveridge(FIAA)，Ryan Brown(ESN)，Camelia Bucatariu(ESN)，Teodardo Calles (AGP)，Eleonora Canigiani (SP4–EST)，Bianca Carlesi (ESN)，Ruth Charrondière(ESN)，Dario Cossu (ESN)，Chiara Deligia (ESN)，Marie–Caroline Dode (ESN)，Charlotte Dufour(ESN)，Ana Islas Ramos(ESN)，Ekaterina Krivonos(EST)，Matthias Leitner(ESN)，Sonnet Malakaran(ESN)，Dalia Mattioni(ESN)，Janice Meerman(ESN)，Giovanna Michelotto–Pastro (ESN)，Anne Mottet (AGA)，Giorgia Nicolo (ESN)，Anna–Lisa Noack (TCI)，Omar Riego Penarubia(FIAM)，Hajnalka Petrics(ESP)，Andrea Polo–Galante(ESN)，Florence Poulain (FIAP)，George Rapsomanikis (EST)，Ahmed Raza (ESN)，Rosa Rolle (ESN)，Beate Scherf (SP2–AGP)，Dirk Schulz (AGF)，Makiko Taguchi(AGP)，Florence Tartanac(ESN)，Jogeir Toppe(FIAM)，Robert VanOtterdijk(ESN)，Esther Silvana Wiegers(SP1)，Natalia Winder Rossi(ESP)，Maria Xipsiti(ESN)。

本书由 Brett Shapiro 编辑，由 Davide Cascella 设计排版。

目　录

一、什么是营养导向型农业与食物系统？

营养导向型农业是一种旨在生产各种具有足够数量和质量的可负担的、营养的、文化上适宜的和安全的食物，以可持续的方式满足人们的膳食需求的方法。认识到解决营养问题需要在食品供应链的生产、加工、零售、消费的各个阶段采取行动，促使人们对整个食物系统进行广泛关注。

要实现农业与食物系统的营养为导向，有必要采取行动，解决农业投入品质量、生产、采后处理、加工、零售和消费等各环节的问题，以便为人们全年提供安全和营养的食物。

营养导向型农业和食物系统可通过多种途径来帮助改善人类健康。例如：生产多样化、安全和营养丰富的食物；增加收入，使人们能获取更好的医疗卫生服务；减少环境污染；应用节省劳动力的技术等[1]。

> "食物系统收集了与粮食生产、加工、销售、准备和消费有关的所有要素（环境、人员、投入、过程、基础设施、机构等）和活动，以及这些活动的产出，包括社会经济和环境成果。"（HLPE 2014，P29）

---

[1]FAO COMMITTEE ON AGRICULTURE,Twenty-fifth Session Rome,26-30 September 2016. Second International Conference on Nutrition (ICN2) Follow-up: Nutrition-related Implications for Agriculture and Livestock Development.

虽然农业与食物系统在营养方面发挥着显而易见的关键作用，但经验表明，如果采用以下原则，一些政策和计划更有可能对营养产生积极影响，并避免负面影响：

1. 将明确的营养目标和指标纳入政策设计，并追踪和减轻潜在的危害。
2. 评估地方营养背景水平，设计适当的活动以确定营养不良的类型和原因。
3. 以弱势群体为目标，通过参与、对资源的获取和体面就业来提高公平性。
4. 与其他部门和计划合作。
5. 维护或改善自然资源基础。
6. 赋予妇女权力。
7. 促进生产多样化，提高高营养作物和小规模畜禽品种的生产。
8. 改善食物加工、储存和保存，保持营养价值，确保食品安全，以减少季节性和收获后的损失，使健康食品便于制作。
9. 扩大弱势群体的市场准入，特别是营养食品销售。
10. 纳入对营养的提倡和教育。

来源：Key Recommendations for Improving Nutrition through Agriculture and Food Systems.www. fao. org/3/a-i4922e.pdf

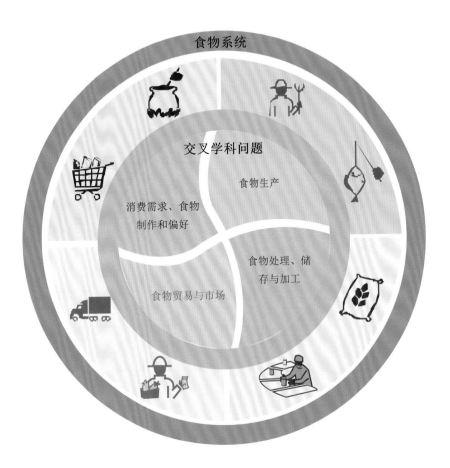

食物系统

交叉学科问题

食物生产

消费需求、食物
制作和偏好

食物处理、储
存与加工

食物贸易与市场

　　有效解决营养不良问题，需要一套综合、连贯的营养导向型干
预措施，并结合在其他相关部门（例如，水、环境卫生、健康、教
育和社会保障等部门）的投资，来实现食物系统的所有功能。

　　了解食物系统被提及的4项功能的详细信息，请参见附录二。

三、采取什么措施使农业与食物系统以营养为导向

　　本书提供了从食物和农业各环节改善营养的干预选项清单，这些干预措施根据食物系统的 4 个主要功能和交叉学科问题来归类（一项干预经常涉及不止一个功能，但它却被归类为某一主要切入点）。

食物系统的主要功能	干预措施
食物生产	农业生产多样化和可持续集约化
	营养导向型畜牧业和渔业
	食物与营养的生物多样性
	生物强化
	都市农业
食物处理、储存和加工	营养导向型收获后处理、储存和加工
	食品强化
食物贸易和营销	营养贸易
	食品营销和广告实践
	促进健康饮食的食品价格政策
	食品标识
	营养教育与行为改变沟通
消费者需求、食物制作和偏好	营养创收
	营养导向型社会保护
	学校食物和营养
	营养导向型人道主义食物援助
交叉学科问题	营养导向型价值链
	妇女赋权和性别平等
	食物损失和浪费：预防、减少和管理
	食品质量、安全与卫生

对于每个干预领域，提供以下信息：
• 我们在谈论什么呢？这部分提供了干预领域的定义。
• 为什么具有改善营养的潜力？
• 如何使其以营养为导向？
• 为营养工作创造有利环境需要哪些条件？
• 更多相关主题的参考资料。

一、农业生产多样化和可持续集约化

1. 是什么？

生产多样化旨在提高各种食物的可获得性和可负担性。可持续集约化是一种旨在同时提高生产力和环境可持续性的战略，可通过增加种植系统或生态系统战略的生物多样性来实现。可持续集约化和多样化的原则，适用于从国家、地区农业系统到庭院花园的不同层面。

2. 为什么？

营养丰富的先决条件是，在任何时候都有各种各样的食物可供使用，并为所有个人负担得起。然而，目前全球食物体系还不能满足总人口以合理膳食为目的的食物需求。从产区层面来看，过度集约化（即单一种植）可能会使产区居民膳食单一和营养不良加剧，威胁到生态系统的复原力。事实上，农业集约化的普遍模式无法保障大众获得多样化膳食，并且在某些情况下，危及农业基础资源的长期可持续性。

食物生产多样化和可持续性的增强有利于提高各种食物的可获得性、可负担性、稳定性和消费，并以此促进健康、营养和可持续的饮食，同时提高气候适应能力和加强生态系统服务的供应。在农场层面，如果收入来源和营养食物的供应每年随着种植周期而变化，那么多样化生产可提供一种季节性应对策略。

3. 如何做？

- 大规模多元化（例如在区域或国家一级实施和/或涉及商业导向的生产者）可以帮助增加市场上不同食品的供应，并降低营养食物的价格。

- 综合农业系统（如农业生态系统，包括作物轮作和间作在内的豆科作物系统、水稻—小麦耕作系统）有利于多样化和可持续的生产集约化。

- 同时获得农业生产力和提高自然资本的其他基于生态系统的战略，包括保护地农业、病虫害综合治理、植物养分综合管理、水资源管理以及适应当地条件的作物和品种的使用。

- 鉴于新鲜水果和蔬菜对于实现健康饮食、预防微量营养素缺乏症和与饮食有关的慢性非传染性疾病的重要性，加强对园艺部门的关注至关重要。

- 小规模的多样化战略（如：在家庭或小农户一级实施，主要以消费为目的），有助于增加直接获得微量营养素和蛋白质的机会，尤其是对于偏远社区的穷人。

- 重点关注营养密集型蔬菜和果树品种的家庭园艺以及小规模综合农业系统(例如混合作物—畜牧—水产养殖系统或VAC系统)，显示出改善饮食质量和提高生产家庭营养水平的潜力。

- 养蜂、蘑菇和高价值农作物种植、牛奶生产和鱼塘等辅助活动也可纳入这些战略，以增加收入和生计。

- 一般而言，作物和品种选择的标准不应该仅仅是单产，还要考虑营养成分，因此要鼓励高营养生产力品种的生产。

- 以市场为基础的方法，如旨在加强多重价值链的多重链方法，可以用来刺激生产多样化。

- 多样化和可持续集约化方案在以性别引导的方式进行时，可能会对生产家庭产生更大的营养影响，以期赋予妇女权力，并与营养教育相结合。

- 获得资产和投入（如土地、水和种子）以及支持家庭食品加工和保存能力是这些战略的关键要求。

4. 有利环境

- 农业政策需要支持多样化且营养丰富的食物生产，并与国民营养工作重点和目标一致，包括国民膳食指南。

- 提高营养丰富农产品的生产力和质量的研究和便于获取投入和支持生产营养食品推广服务的政策，对于创造多样化和可持续集约化的有利环境至关重要。

- 采取激励措施，对符合环境可持续要求的做法（例如生态补偿、生态标签和体系认证）予以奖励，这些做法在经济上合理，并能与常规农业形成有效竞争。

- 应发展市场的减缓农业集约化战略的潜在负面影响（如食物多样化的丧失），以增加由于集约化而不再在农场内或社区内生产的食品的供应，从而保持食品供应的多样性。

- 推动种植业、畜牧业、林业、渔业和水产养殖业在内的部门内部和跨部门合作将有助于使生产系统向更加可持续和多样化的目标过渡。

更多信息参见：

- FAO. 1995. Improving nutrition through home gardening: A training package for preparing field workers in Southeast Asia.www.fao.org/docrep/v5290e/v5290e00.htm

- FAO. 2001. Improving nutrition through home gardening: A training package for preparing field workers in Africa. www.fao.org/publications/card/en/c/253e9745-9a12-5797-a1a9-194085fdb6b9/

- FAO. 2011. Save and grow: a policymaker's guide to sustainable intensification of smallholder crop production. www.fao.org/ag/save-and-grow/

- FAO. 2014. Building a common vision for sustainable food and agriculture. www.fao.org/publications/card/en/c/bee03701-10d1-40da-bcb8-633c94446922/

- FAO. 2016. Influencing food environments for healthy diets. Summary. www. fao.org/documents/card/en/c/5ae63536-6fa1-43df-82fc-47066ffffbc71/

- FAO. Promotion of fruit and vegetables for health programme(PROFAV).www. fao.org/agriculture/crops/thematic-sitemap/theme/hort-indust-crops/fao-who-fruit-and-vegetable-for-health-initiative-profavprofel/en/

- Thompson,B.&Amoroso,L.,eds.2010.Combating micronutrient deficiencies: food-based approaches. CABI. www.fao.org/docrep/013/am027e/am027e00. htm

二、营养导向型畜牧业和渔业

1. 是什么？

畜牧业包括大范围的生计（如牧民、农牧民、都市农业）和粗放的动物饲养（如养牛）到庭院动物饲养（如家禽或山羊养殖）等活动。渔业部门指野生捕捞和水产养殖，包括集约型和非饲喂粗放型养殖。这两个部门对生产和消费营养丰富的动物源性食品（包括肉类和器官肉类、蛋类、鱼类和乳制品）贡献最大。

2. 为什么？

在饮食中加入动物源性食品是改善和保护营养的重要食物战略。除了含有丰富的蛋白质和能量外，动物源性食品还可以作为特定微量营养素（易吸收的铁、锌、钙、维生素 A、维生素 B_{12} 和各种必需氨基酸）的优质来源。鱼类产品也是长链 ω-3 脂肪酸和碘的良好天然来源，这两种营养素对儿童大脑发育很重要。有证据表明人体动物源食物摄入量与认知改善和身体发育之间存在联系。动物源性食品在贫困地区和饮食质量不理想的弱势群体中尤为重要；但应注意避免动物源性食品（特别是红肉和加工肉）的过量消费。对畜牧业和渔业发展的营养导向型方法要遵循食物为基础的膳食指南，同时考虑到可能的健康和环境风险。

3. 如何做？

- 牲畜私人所有权（如牛、鸡和其他家禽、山羊和绵羊等小型反刍动物）可以通过家庭消费与创收促进膳食多样性和改善营养状况，特别是如果同时进行旨在促进包括辅食添加的动物源食品消费的营养教育。

- 在综合农业系统（如混合作物—畜牧—水产养殖系统或 VAC 系

统）中支持家庭畜牧业，这些系统具有极大的潜力，可以改善食物多样性，获取营养丰富的食物。

- 奶和奶制品生产可以提高收入和改善生计。通过确保儿童消费或与学校膳食计划挂钩，可以达到增进营养的目标。

- 促进家畜和动物源性食品销售的项目应该确保销售不会减少家庭，特别是儿童的消费（作为关键的"不伤害"的考虑因素），并且确保收入用于支持营养。

- 在很多情况下，动物饲养（如奶山羊或家禽饲养）和挤奶传统上是妇女的活动。因此，以妇女为目标可以帮助加强对生产和经济资源的控制，并最终实现改善孕产妇、儿童和家庭营养的可能性。

- 在半定居牧区和农牧区社区，紧张时期进行补充和去库存的干预措施，并鼓励在男性与牧群一起迁徙时，将一些动物留在妇女和儿童身边，这样可以优化动物源食品的供应，特别是儿童的消费情况。

- 在混合种养情况中，大型动物是种植业必不可少的组成，作为作物施肥、播种、耕作或收获活动的动力，同时可将农产品运输到市场；这种做法可以通过减少能量消耗间接促进营养，并使妇女有时间进行其他生产和活动。

- 在一些社会环境中，动物性食品受到禁忌和文化习俗的限制，特别是针对可能被排除在消费之外的妇女和儿童。营养教育干预措施应考虑禁忌、性别限制和家庭内部分配，并评估如何最好地解决这些问题。

- 以牲畜为基础的营养导向型干预措施还包括防止和减少与家畜饲养相关的人类健康风险的措施（例如，动物被圈养在房屋内、儿童游玩地或水源旁边所带来的食物和水安全问题以及环境污染；人畜共患病）。

- 鱼类产品是发展中国家贸易量最大的食品。因此，促进可持续渔业（例如，不消耗有价值的种群、不破坏海洋环境、不损害渔业社区的权利）可以为粮食安全和营养做出贡献；它不仅可作为食物，还是一个重要收入来源。

- 促进以家庭为基础的水产养殖、多营养层次综合水产养殖和／或鱼菜共生，农业—水产养殖系统，如稻田养鱼便是加强膳食多样性和营养的基于渔业的干预措施。但要注意确保鱼塘不会成为疟疾蚊子的滋生地。

- 其他切入点包括开发可以整体食用的高营养价值的小鱼食品（含有骨骼、头部和内脏），以及用于人类消费的营养强化采后处理与加工技术（减少捕捞后鱼的损耗和废弃，确保鱼的微量营养素密集部分在加工过程中不被去除）和营养强化饲养方式（使用富含 ω−3 的饲料通过消费带来健康益处）。

4. 有利环境

- 畜牧业和渔业部门能够为解决营养不良问题做出贡献的潜力很大，但仍然被低估。在营养导向型畜牧业和渔业中建立证据体系，提高综合营养和畜牧／渔业规划能力，对培养动物干预专家的"营养导向"文化，确保将这些干预措施纳入由营养专家支持的膳食多样化战略组合中是非常必要的。

- 制定国家膳食指南对于引导动物源食品的健康消费至关重要。如果它们将可持续性维度结合起来，那么以食品为基础的饮食指南也可以帮助减少饮食模式和食品系统活动对环境的影响。

- 国际准则和多利益相关方倡议（如 GASF− 全球可持续畜牧业议程，畜牧业环境评估和绩效伙伴关系准则，负责任渔业行为守则、小规模渔业行为守则）可以帮助宣传国家可持续畜牧业和渔业部门政策。

更多信息参见：

- Béné,C,Arthur,R,Norbury,H,Allison,EA,Beveridge,M,Bush,S,Campling,L,Leschen,W,Little,DC,Squires,D,Thilsted,SH,Troell,M&Williams,M.2016.

Contribution of fisheries and aquaculture to food security and poverty reduction: assessing the current evidence. World Development 77,179–196

- FAO. 2009. The State of Food and Agriculture. Livestock in the balance. www.fao.org/docrep/012/i0680e/i0680e00.htm

- FAO.2013.Milk and dairy products in human nutrition.www.fao.org/documents/card/en/c/5067e4f2–53f8–5c9a–b709–c5db17d55c20/

- FAO 2014. The state of world fisheries and aquaculture. The Role of Aquaculture in Improving Nutrition: Opportunities andChallenges.www.fao.org/3/a–i3720e.pdf

- FAO. 2014. Building a common vision for sustainable food and agriculture www.fao.org/publications/card/en/c/bee03701–10d1–40da–bcb8–633c94446922/

- FAO. 2016. The state of world fisheries and aquaculture. Nutrition: from commitments to action–the role of fish and fisheries. www.fao.org/3/a–i5555e.pdf

- FAO (forecoming) Harnessing the potential of livestock to improve nutrition of vulnerable populations, Technical guidance for program planning

- FAO and FCRN. 2016. Plates, pyramids, planet. Developments in national healthy and sustainable dietary guidelines: a state of play assessment www.fao.org/3/a–i5640e.pdf

- HLPE, 2014. Sustainable fisheries and aquaculture for food security and nutrition. A report by the High Level Panel of Experts on Food Security and Nutrition of the Committee on World Food Security, Rome 2014.www.fao.org/cfs/cfs–hlpe/reports/en/

- HLPE, 2016. Sustainable agricultural development for food security and nutrition: what roles for livestock? A report by the High Level Panel of Experts on Food Security and Nutrition of the Committee on World Food Security, Rome 2014. www.fao.org/cfs/cfs–hlpe/reports/en/

- Little,DC, Newton,RW&Beveridge,MCM.2016. Aquaculture: a rapidly growing and significant source of sustainable food? Status, transitions and potential. Proceedings of the Nutrition Society 75, 274–286. bit.ly/2kWlPU3

- Sadler,K.,Mitchard,E.,Abdi,A.,Shiferaw,Y.,Bekele,G.,andCatley,A.(2012). Milk Matters: The impact of dry season livestock support on milk supply and child nutrition in Somali Region, Ethiopia. Feinstein International Center, Tufts University and Save the Children, Add is Ababa.https://i.stci.uk/sites/default/files/libraries/Milk–Matters%20Report%202012.pdf

三、食物与营养的生物多样性

1. 是什么？

生物多样性是指所有来源的活的生物体中的变异性，这些来源包括陆地、海洋和其他生态系统及其所构成的生态综合体；这包括物种内、物种之间和生态系统的多样性。种间生物多样性涉及作物和动物物种的多样性。在与营养有关的方面，这种生物多样性所指的是从不同的食物种类（如蔬菜、豆类、水果、谷物、肉类）中摄取许多不同的食物。种内生物多样性是指低于物种水平的一个维度，即变种、栽培种、品种，以及野生、被忽视和未充分利用的物种。

2. 为什么？

生物多样性在保证膳食多样性和确保营养充足性方面发挥关键作用。虽然人们普遍认识到食用不同食物的重要性，但对各种食物之间以及同一食物的品种、栽培品种、物种之间的营养成分差异的关注较少，这可能有很大差异。例如，一些香蕉品种的维生素 A 原——类胡萝卜素含量是全球消费最多的品种的 1000 多倍。因此，摄入一种而不是另一种，可能就决定了微量营养素是缺少还是充足。在全球范围内，由于环境破坏、农业与食物系统工业化、城市化，生物多样性损失巨大。几十年的选择性高产育种已经导致物种消失和含水量增加，从而导致许多农产品的微量营养素含量减少。饮食全球化和集约化生产模式鼓励用几种高产和商业化物种替代多样的食物和适应当地的地方品种和栽培物种。保护生物多样性和优先考虑营养价值高的食物是关键，不仅要对抗营养不良，还要提供必要的遗传资源，以开发新的营养密集、抗虫害或适应气候变化的品种。应特别注意土著人群及其食物系统，他们往往被农业发展方案所忽视，最可能受到饮食的不良变化和各种形式的营养不良的影响。

3. 如何做?

- 评估生物多样性有助于确定能够以具有成本效益和当地可接受的方式解决特定国家营养不良问题的现有物种和品种。

- 物种和品种的选择和生产不仅要以产量为基础,而且要以养分含量(营养生产力概念)为基础,从而加强农产品的营养供应,特别是对微量营养素的供应。

- 收集和分析不同物种及其品种(包括野生和未充分利用的食物)的食物成分数据和产量数据,对于确保营养成分在品种推广与研究中成为优先考虑的标准是至关重要的。

- 支持种子储存和交换(如社区种子库、村庄种子交易会、小农种子企业)和保护生态系统(如社区自然资源管理、重新造林、促进富含微量营养素的森林食品生产)的社区一级举措,提高遗传资源的可得性和可及性,加强地方粮食系统,赋予土著人民权力。

- 使用基于市场的方法,例如缩短供应链和以社区为基础的农业,可以增加对生物多样性营养食品的激励——从而刺激其生产和消费。

- 生物多样性的现有材料(例如,《将生物多样性纳入政策、计划、国家和区域营养行动计划的自愿准则》,生物多样性的食物成分数据库)可用于将生物多样性纳入营养和农业的主流,即从科学依据出发,逐步开始提倡和实施建议,包括确定有效的切入点、支持者和潜在阻碍。

- 提高公众和不同利益相关者对生物多样性食物营养重要性的认识,另外将生物多样性纳入推广系统也是提高营养导向型农业的关键要素。

- 干预措施还应着眼于提高对土著居民的食物系统和饮食的认识和了解,注意到他们在营养和环境可持续性方面的潜力,了解干扰的动因,设计适宜当地社会文化的方法来保护和利用本地遗传资源和食物系统。

4. 有利环境

- 在大多数补贴、投资和研究计划集中在主要粮食和特定动物物种的背景下，对其他食物（包括水果、蔬菜、豆类和未被充分利用的物种）的政策支持对于认识营养导向型农业和生物多样性对改善营养和健康的全面潜力至关重要。

- 应将生物多样性纳入所有相关政策、方案和解决各种形式营养不良的国家和区域行动计划。

- 应该制定在竞争激烈的市场中保护生物多样性的监管机制，作为解决生态系统退化更为广泛的政策内容。

- 支持本地物种，并将其生产纳入国家育种计划、主流的种子部门政策框架将有助于改善遗传多样性。

- 保护土著人民的饮食习惯、文化和食物系统，需要在更深层次上承认他们的权利，包括充足食物权、土地权以及培育和交换传统种子的权利。

更多信息参见：

- Biodiversity International. 2011. Improving Nutrition with Agriculture Biodiversity: A manual implementing food systems field projects to assess and improve dietary diversity, and nutrition and health outcomes. Rome. www.bioversityinternational.org/e-library/publications/detail/improving-nutrition-with-agricultural-biodiversity/

- Fanzo,J.,Hunter,D.,Borelli,T.&Mattei,F.2013.Diversifying food and diets: using agricultural biodiversity to improve nutrition and health. Routledge. www.bioversityinternational.org/news/detail/diversifying-food-and-diets-for-improved-nutrition-and-health/

- FAO.2016.Commission on Genetic Resources for Food and Agriculture. Voluntary Guidelines for Mainstreaming Biodiversity into Policies, Programmes and Nationaland Regional Plans of Action on Nutrition. www.fao.org/documents/card/en/c/68b200ba-928a-4db9-a6ac-6b8fdc3c464b/

- FAO.2008.Expertcon siltation on Nutrition Indicators for Biodiversity. 1.Food composition. Available at www.fao.org/infoods/infoods/food-biodiversity/en/
- FAO.2010.Expertcon siltation on Nutrition Indicators for Biodiversity. 2.Food consumption. Available at www.fao.org/infoods/infoods/food-biodiversity/en/
- FAO/INFOODS. E-learning course on food composition data. Available at www.fao.org/infoods/infoods/training/en/
- FAO/INFOODS.2016.Food Composition Database for Biodiversity. Available at www.fao.org/infoods/infoods/food-biodiversity/en/
- Kuhnlein, H.V., Erasmus, B., Spigelski, D. & Burlingame, B. 2013.Indigenous peoples' food systems and well-being: interventions and policies for healthy communities. FAO. http://www.fao.org/docrep/018/i3144e/i3144e00.htm
- Kuhnlein, H.V., Erasmus, B., Spigelski, D., Bongiovanni, R., ChartuniMantovani,E., Best, S. & Souza, B. 2009. Indigenous peoples' food systems: the many dimensions of culture, diversity and environment for nutrition and health (No.FAO 338.19 K96). Rome, FAO.www.fao.org/docrep/012/i0370e/i0370e00.htm

四、生物强化

1. 是什么？

生物强化包括开发新的主要作物品种（如木薯、玉米、橙肉甘薯、白马铃薯、小麦、大米、珍珠粟、高粱、香蕉、大蕉、南瓜、大豆、扁豆和豇豆），其目的是提高生物可利用的微量营养素（如维生素A原、铁和锌）水平。虽然生物强化通常使用常规植物育种来实现，但也可使用农艺生物强化（即通过土壤或叶子施用富含微量营养素的肥料）和转基因技术。

2. 为什么？

微量营养素缺乏是营养不良的一种非常普遍的形式，这是由于水果、蔬菜、动物源性食品和其他富含微量营养素的食物摄入量不足造成的。这些食物往往价格昂贵，令许多贫困人口无法负担，而他们的饮食往往严重依赖于谷物和其他相对便宜的碳水化合物密集的主食作物。尽管继续努力提高膳食多样性和质量作为各种形式营养不良的长期解决办法是非常重要的，但生物强化作物可使许多人增加微量营养素摄入，只需用富含微量营养素的主食代替微量营养素缺少的主食即可。越来越多的证据证明了这一战略的有效性和成本效益。

3. 如何做？

- 生物强化计划的主要目标群体是自给自足和半自给自足的农民，他们种植农作物供自己消费。
- 生物强化是一个涉及多个阶段的复杂过程：
  - 发现——包括确定目标群体，设定和确认营养育种目标，确定适当的候选作物，筛选作物基因。
  - 开发——包括培育具有比常规品种更高生物可利用微量营养素的新当地适应品种，以及达到或超过传统品种的农艺性状。

- 交付——包括新品种的注册和发放，可通过种子公司或直接给生产者。后者通常利用非正规种子部门，因为绝大多数贫困农民通过这些系统获取农业投入品。

- 为了取得农场之外的影响，生物强化计划通常包括收获后储存和处理方面的技术援助、市场联系的建立以及对增值和需求创造的支持等活动。这些农场之外的活动需要在整个价值链上建立从研究机构和育种者到加工商、零售商和消费者的强大利益相关者网络。

- 生物强化的目的不是促进主食消费量的增加，而是用富含营养素的品种替代营养素缺乏的品种。因此，生物强化最好是作为更广泛的、以食物为基础的可持续营养方法组合的一部分来推动。例如：

  - 促进生物强化与生产多样化相结合，最大限度地发挥这两种互补战略之间的协同作用，并增加营养影响。

  - 与为生物多样性提供明确支持的保护政策相结合而实施的生物强化，可以减少由于以少数品种和作物为重点的选择性育种而导致的遗传侵蚀风险。

4. 有利环境：

- 在实际规划之前，必须根据市场评估、征求政府认可、食品消费模式评估、生产系统分析和目标人群微量营养素状况评估，为生物强化规划拟定一个强有力的理论依据。

- 充分认识到生物强化在国家政策中所起的营养促进作用对于确保计划的可持续是必要的。

- 加强国家农业研究和推广系统以及种子生产者的公共部门投资对于确保持续生产高质量营养种子至关重要。

- 资助效果研究，评估生物强化对目标群体的微量营养素状况和其他关键变量（如农民采用率、消费者接受度、种植和种子系统）

的影响，对维持公共和私营部门的持续投资和支持至关重要。

- 在国际和国家层面上制定规范和法律框架，为生物强化作物的质量、营养水平、健康效益和生物安全性提出统一的标准。

更多信息参见：

- Bouis, H. 2014. Biofortification Progress Briefs August 2014. Washington DC, Harvest Plus, August 2014 www.harvestplus.org/sites/default/files/Biofortification_Progress_Briefs_August2014_WEB_2.pdf

- Bouis,H.,Low,J.,McEwan,M.&Tanumihardjo,S.2013. Biofortification: evidence and lessons learned linking agriculture and nutrition. FAO and WHO . www.fao.org/fileadmin/user_upload/agn/pdf/Biofortification_paper.pdf

- FAO (forthcoming). Biofortification: A food based approach for reducing micronutrient deficiencies. Background paper

- Harvest Plus. 2016. Biofortification. The Evidence.www.harvestplus.org/node/609

- Meenakshi, J. V. 2009. Best practice paper: cost-effectiveness of biofortification. Lowell,MA,USA: Copenhagen Consensus Center.www.copenhagenconsensus.com/publication/biofortification

五、都市农业

1. 是什么？

都市农业的定义是在城市内部及周边种植植物和饲养动物。包括包含在综合系统（如农林业、树木水产养殖系统）中的作物生产、小型动物饲养、非粮食作物（如药用植物）以及果树与薪材树木的种植。

2. 为什么？

城市市场上的新鲜、营养丰富的食品可能很昂贵或很难找到，特别是对于城市贫民来说更是如此。这些新鲜营养食品与大量促销且丰富廉价的高能量食品进行竞争。高热量食品一般含糖、饱和脂肪和盐较高，有些也是过度加工食品。在营养转型的背景下，城市和城郊农业提供了一个可以增加邻近市场中新鲜和营养食品供应，并为城市居民提供多样化和营养饮食的机会。这种干预有助于预防营养不良和微量营养素缺乏，以及超重、肥胖和慢性非传染性疾病。对于城市贫困家庭来说，这也是一项很好的创收活动。

3. 如何做？

- 在都市农业中，食物以各种形式在城市内以及城市周边种植，从庭院园艺到社区土地上的集体农业活动以及商业农业。
- 都市农业可以融入城市经济和城市生态系统，利用城市农场空置的土地、有机垃圾堆肥和城市污水灌溉等现有资源进行农业实践，并保证食品安全。
- 在城市地区，提供小型牲畜和投入品（如种子等），在技术上支持微型花园和屋顶花园、废水回收系统以及其他空间和资源节约技术等方面，可促进多样化城市食品生产和消费。
- 这些干预措施应与营养教育结合起来，以提高营养改善成效。

- 通过培养生产者及其所属组织的能力，确保企业获得资金和市场来发展，可以提高都市农业的商业可行性。

- 支持直销（生产者与消费者之间的协议、农民直销市集、社区农业支持系统等）和短价值链，以更实惠的价格获得更新鲜的食品，同时使生产者获得更公平的报酬，从而有利于消费者的营养。

- 通过瞄准和吸引最脆弱的城市居民，特别是女性，可以提升营养影响。

4. 有利环境：

- 支持都市农业政策，将城市粮食生产视为一种合法的经济活动，增加获得闲置土地（具备清洁的土壤和水）的机会，并将城市农业纳入城市用地规划。

- 地方机构在支持和扩大城市地区创新形式的生产和销售方面发挥着关键作用，例如通过拓宽城市生产者和企业的融资渠道，确保对本地产品优先采购，协助建立农贸市场。

- 民间社会组织在调动与组织农民和消费者方面也发挥着关键作用。

更多信息参见：

- Dubbeling, M., Bucatariu, C., Santini, G., Vogt, C., Eisenbeiss, K., et al. 2016. City Region Food Systems and Food Waste Management. Linking Urban and Rural Areas for Sustainable and Resilient Development. GIZ, RUAF, FAO. star-www.giz.de/starweb/giz/pub/servlet.starweb?path=giz/pub/pfm.web&r=42540

- FAO. 2010. Fighting Poverty and Hunger: What role for urban agriculture? FAO Brief No 10. www.fao.org/economic/es-policybriefs/briefs-detail/en/?no_cache=1&uid=45052

- FAO.2010. Growing greener cities in the Democratic Republic of the Congo. www.fao.org/docrep/013/i1901e/i1901e00.pdf

- FAO. Greener Cities. www.fao.org/ag/agp/greenercities/

- FAO. Food for the Cities Initiative.www.fao.org/fcit/fcit-home/en/

一、营养导向型收获后处理、储存和加工

1. 是什么？

收获后处理包括收获作物从生产者到市场所需的所有步骤，即处理收获产品、散装包装、运输、储存、分销和销售。储存是收获后处理的一个阶段，在这个阶段，农产品的保存要在一段特定时间内（不算在一般的保质期内）保持其质量，防止其变质。加工阶段包括初级加工和二次加工。初级加工用于对食物进行处理以供食用或进一步加工，包括基本的清洁、剥皮、切片、切割、干燥、碾磨和包装。食品保藏是指通过遏止或极力减缓食品腐败的方式处理食品，以防止食源性疾病并延长保质期，包括冷藏、冷冻、发酵、腌渍、罐装和巴氏消毒。二次加工是将新鲜食材或初级加工产品转化为其他食品的过程，通常会改变其物理形态。方法包括例如榨汁、切块、罐装、烹饪和烘干。根据加工程度，可以将食物区分为未加工、最低限度加工、加工、过度加工。

2. 为什么？

我们全年都需要均衡饮食来保持良好的健康和营养。收获后的处理、加工和储存有助于：全年保证食物（也是营养物质）的安全供应；当收获的原料沿着食品供应链从生产者流向市场时，保持收获原料的质量；减少损失；使偏远地区和收获地域一样可获得新鲜农产品。食品储存有助于在最后使用前长期保持食品质量，允许其延期使用（一年或数年），保证加工原料的定期和持续供应，并有助于平衡农产品供求，从而稳定市场价格。在家庭层面，储存有助于抵消季节性的稀缺，从而促进粮食安全和营养。虽然作物在新鲜食用时营养价值最高，但也能通过食品加工延长原料保质期和提升食品安全性来保持营养价值。此外，加工增强了食物的口感，节省

了家庭烹饪和食物制作的时间。然而，工业生产的过度加工或超加工食品，以及饮料市场的兴起和流行是一项挑战，这些食品和饮料往往具有不平衡的配方（即高热量、低微量营养素、高脂肪、高糖和高盐）。这些产品的过度消费是超重、肥胖和慢性非传染性疾病发生率上升的关键因素。

3. 如何做？

- 必须在适当的成熟期进行收获以保持其在采后至整个生命期内的品质。就农产品从田间地头流入市场的品质保证来说，良好的收获后处理，适当的运输和物流操作，包括有效的冷链基础设施在内的各个环节都非常重要。优质原料也是一次和二次加工业务的重要投入。

- 加强小农户和小商户特别是妇女的储存、保存、加工和包装食品的能力，有助于确保全年粮食供应以及改善营养和创收。可以通过开展优化食品保质期和营养品质技术培训来实现。还应提供和维护必要的仓库设备（如小型筒仓）、加工、包装以及持续投入，这些都非常关键。

- 加工技术的选择应考虑其对营养素含量和生物利用度的影响。例如，谷物和豆类的发芽可以提高它们的维生素、矿物质和蛋白质含量以及生物利用度。另外，长时间暴露于热或太阳光下会显著降低维生素含量。

- 如果将食品加工作为创收活动，则应对活动的潜在市场和经济可持续性进行评估。

- 与食品工业相关部门或企业合作，改进或重新制定加工食品的配方，减少或消除食盐、反式脂肪、糖和添加剂等成分的使用。

- 与营养有关的包装尺寸：
  - 使用小包装甚至单次食用包装的营养产品，可以帮助贫困人口获取营养产品，因为他们倾向于每天购买少量产品。

- 鉴于包装占加工产品成本的很大一部分，以散装形式销售，消费者自带容器，可以使健康的加工食品更加实惠。这需要在购买点和家庭层面配以适当的食品安全措施。
- 另一方面，减少每餐食物份量和所含能量也可以作为解决超重问题的一种方式。

4. 有利环境

- 需要有良好的基础设施支持，包括有效的冷链基础设施，以促进和支持收获后的处理作业。
- 采用不同措施促进制造商层面进行营养导向型食品改良，包括：
  - 激励措施（如拨款给那些选择不添加糖、脂肪和盐的加工产品作为"健康零食"的学校）；
  - 政府机构与包括制造商和零售商在内的私营部门达成自愿协议和共同监管计划（如减盐计划），并由研究机构和医院的公共卫生专家监督；
  - 强制性措施（例如，强制性标签标明盐含量高，强制限制盐含量，禁止食品中的反式脂肪酸）。

更多信息参见：

- Buttriss, J.L. 2013. Food reformulation: the challenges to the food industry. Proceedings of the Nutrition Society, 72(01),pp.61–69
- FAO. 2010. Processing of fresh–cut fruits and vegetables: A technical guide. www.fao.org/docrep/014/i1909e/i1909e00.pdf
- FAO. 2012. Value chain development and post–harvest loss reduction for smallholder farmers. 31st FAO Regional Conference for Asia and the Pacific. www.savefood.net/publications–3/
- FAO. 2015. Policy measures for micro, small and medium food process in genter prises (MSMFEs) in developing Asian countries. FAO Regional Office for Asia and the Pacific

- Fellows, P. 2011. Value from village processing.www.fao.org/3/a-i2467e.pdf

- Hotz, C. and Gibson, R.S. 2007. Traditional food-processing and preparation practices to enhance the bioavailability of micronutrients in plant-based diets .The Journal of nutrition, 137(4),pp. 1097-1100

- Young, L.R. and Nestle, M., 2002. The contribution of expanding portion sizes to the US obesity epidemic. American journal of public health, 92(2),pp. 246-249

二、食品强化

1. 是什么？

粮农组织（FAO）和世界卫生组织（WHO）将食品强化定义为"有意增加某种食物中一种必要微量营养素（如维生素和矿物质，包括痕量元素）的含量，以改善食品营养质量，并以健康风险最低的方式提供公共卫生效益"。食品强化的过程通过添加维生素、铁、锌、叶酸、碘等直接增强了不同食物的营养成分。这可以在加工阶段或使用阶段（如家庭层面）完成。

2. 为什么？

由于水果、蔬菜、动物源产品和其他富含微量营养素的食物摄入不足，微量营养素缺乏症已成为一种非常普遍的营养不良形式。作为解决各种营养不良问题的长期办法，继续努力增加膳食多样性和质量非常重要，而食品强化政策可以通过增加大多数人口和/或弱势群体（如儿童）消费的主食和调味品的微量营养素含量来帮助解决微量营养素缺乏问题。

3. 如何做？

- 食品强化主要有以下四种类型：
  - 基本主食或调味品（如叶酸强化小麦粉、维生素A强化食用油、碘盐）的大量或普遍强化；
  - 社区强化当地可用的主食（如小规模粮食强化，使用乡村工厂）；
  - 使用点强化（如喷洒微量营养素粉）；
  - 生产强化食品（如6~23月龄儿童的辅食、零食等）。

- 强化方案可以通过大规模强化在国家范围内强制执行（当大多数人口处于微量营养素缺乏风险时是首选方法）或自愿实施，在此过程中，食品生产商在政府设定的监管限制范围内做出是否采取强化措施的决定（如用于婴儿喂养的强化粥和其他辅食）。

- 强化也可针对特定弱势群体（例如提供强化学校膳食、紧急食品分配或社会保护计划）。

- 大规模强化可能更容易实施，且在城市地区产生的影响更大，城市地区在现实和经济上获得制成品的机会较多；因此，应该在更广泛的食物战略中实施，同时采取"以农村为基础"的干预措施，如多样化、基于生物多样性的战略和生物强化。

- 以社区为基础的强化可以帮助提高农村居民强化主食的可用性和可负担性；其他战略包括微型特许经营、强化食品制造商与传统零售商/街头小贩之间的联系，以及上门销售与非营利组织的合作关系。

- 消费者对强化产品的需求可以通过与营养教育计划密切相关的社会营销和宣传活动来激发。

- 专门的营养产品用于预防和治疗营养不良，特别是在人道主义救援中。这包括，用于预防或治疗中度急性营养不良并防止微量营养素缺乏和发育迟缓的幼儿补充剂（如即食食品，基于脂质的营养补充剂）、强化混合食品和用于家庭强化食品的微量营养素粉。

4. 有利环境

- 大规模微量营养素强化是一种需要完善的工业加工和分销网络的方法。

- 需要建立法律框架以及监测和控制强化产品质量和营养声称真实性的机制，以支撑强制性强化标准及其相关技术标准（基于世界卫生组织指南）的制定。

- 制定促进业务合规的计划非常重要，包括促进制造商获取所需维生素和矿物质预混料的机制。

- 在自愿强化的背景下，伙伴关系可以成为降低强化成本和激励私营部门投资的一种方式，尤其是对于面临更大市场挑战和商业风险的中小企业更是如此。

- 基于相关国际（如 WHO）标准的国家法律框架应防止婴儿和儿童强化食品的不当推广，并确保其不会破坏对最佳母乳喂养做法的支持以及利用当地可获得和负担得起的营养食品进行补充喂养。

- 还应进行影响评估以及成本效益分析，以便选择最佳的食品强化方法。

更多信息参见：

- GAIN. Large scale food fortification.www.gainhealth.org/programs/initiatives/

- Horton,S.,Mannar,V.andWesley,A.,2008.Best Practice Paper: Food Fortification with Iron and Iodine. Copenhagen Consensus Center, Copenhagen Business School, Denmark. www.copenhagenconsensus.com/publication/micronutrient-fortification

- Jarvis,M.,Berangere M.2007.Britannia, Naandi, and Global Alliance for Improved Nutrition(GAIN): apublic-private partner ship for delivering nutrition through fortification in India. Business innovation to combat malnutrition: case study series. Washington, DC: World Bank. http://bit.ly/2dCt0dE

- Jarvis, M. 2009. Faire tached'huile: cooking oil fortification in West Africa. Business innovation to combat malnutrition: case study series. Washington,DC: World Bank

- Micronutrient Initiative. Food fortification.www.micronutrient.org/what-we-do/by-programs/food-fortification/

- WHO &FAO. 2006. Guidelines on Food Fortification with Micronutrients. Geneva. www.who.int/nutrition/publications/micronutrients/9241594012/en/

一、营养贸易

1. 是什么？

贸易是供需之间的联系。包括国内、区域和国际在内的多层次食品贸易，可促进食品供应，并扩大消费者的选择范围。与营养有关的贸易政策文书和贸易协定包括：出口补贴和国内支持规定、出口限制、关税和非关税壁垒（包括卫生、植物检疫措施和标准）以及食品标签法规（所谓的"技术性贸易壁垒"）。

营养贸易旨在"通过适当的贸易协定和政策，提高粮食供应的可供量和可获得性，同时努力确保此类协定和政策不会对其他国家的充足食物权产生负面影响"（第二届国际营养大会（ICN2）框架行动，建议18）。

2. 为什么？

贸易在实现食物安全和营养目标方面发挥着关键作用。贸易有助于平衡各国的食物短缺和盈余，保障食物供应，稳定价格。贸易可以通过整合国内和国际食物市场，帮助吸收国内供需冲击，避免国内食物价格过度波动。考虑到气候变化带来的挑战，弥补当地食物供应不足、缓解价格剧烈波动显得尤为重要。贸易和贸易政策可以改善营养，但也可能产生负面的营养问题。例如，更加自由的贸易拓宽了食物的选择范围，从而促进了更加多样化的饮食，但与此同时，也增加了以高热量和低营养成分为特征的更加便宜食物的供应，这可能会导致肥胖和其他与饮食有关的慢性病发病率升高。贸易政策与旨在解决营养不良问题的行动之间的联系是复杂的，并引起了相当大的争议。在全球化、城市化和市场依赖度增加的背景下，通过营养角度观察贸易对于实现利益最大化和降低风险越来越重要。

3. 如何做？

- 降低水果和蔬菜的贸易壁垒仍有很大的潜力，可以通过增加进口国家的供应来改善营养状况，特别是在反季节时期。

- 增加进口关税和对某些"不健康"食品的进口禁令，并降低特定"健康食品"的关税，这些措施已在一些太平洋岛屿上被用于应对肥胖。

- 作为一揽子贸易改革的一部分，需要实施补充政策，确保贸易政策的红利落到最需要的人身上，并降低风险。例如：
  - 旨在提高低收入群体购买力的补充政策和为到达服务不足地区而进行的基础设施投资可以确保最需要的人也能够消费进口果蔬。事实上，道路建设和电气化等基础设施投资对于促进食品运输至关重要，尤其对易腐烂但通常营养丰富的食品更是如此。此外，努力将营养教育和行为改变结合，将有助于形成和维持人们对更有营养食品的需求，同时激励这些食品在农村地区进行生产。
  - 通过对过度加工食品征税来提高零售价格以限制此类食品的不当营销，确保清晰明确的标识，并教育消费者选择健康食品的补充政策，有助于避免因传统饮食的急剧变化而导致的营养不良。

- 限制性贸易制度可能对国内外的食品和营养安全产生适得其反的影响（例如，为应对食物价格冲击而采取的出口限制可能会加剧食品价格波动）。

- 应促进国内贸易、城乡联系，在可行条件下缩短食品供应链以及健全城市食品系统，作为增加消费者获得新鲜食品和为生产者提供有利市场的途径。

- 贸易自由化政策往往针对那些需要低价食品的城市人群；然而，价格下降和竞争压力的增加会威胁小农户的生计，需要及时采取措施以防止、减轻和应对因不利的贸易自由化而使贫困生产者营养状况恶化的危险。例如制定营养导向型社会保护措施。

4. 有利环境：

- 采用统一的标准（如卫生和植物检疫标准，基于食品法典委员会的食品标签标准）是促进贸易，并确保食品安全和保护消费者健康的一种选择。但是，应该考虑到小农户和小型食品加工商可能无法遵守这些标准，以避免其被排斥在市场之外。

- 促进和支持贸易政策与营养行动协调一致的先决条件是：

  - 提高贸易政策和营养行动一致性的分析能力，并了解贸易政策对营养行动带来的机会和风险（以及贸易政策的营养作用）。包括预测贸易自由化影响、分析成本和利益分配以及确定适当补充政策的能力。

  - 加强机构能力和治理机制。在互补性政策制定过程中，不仅要联合分析，还要加强协调。贸易、农业和营养/卫生官员需要在各国政府之间进行谈判，以执行这些政策，并扩大贸易协定中营养行动的政策空间。

更多信息参见：

- FAO. 2003. Trade Reforms and Food Security – Conceptualizing the linkages.www.fao.org/docrep/005/y4671e/y4671e00.htm

- FAO. 2006. Trade Reforms and Food Security. Country case studies and synthesis.www.fao.org/docrep/009/a0581e/a0581e00.htm

- FAO. 2015. The State of Agricultural Commodity Markets – Trade and Food Security: Achieving a better balance between national priorities and the collective good. www.fao.org/publications/soco/the-state-of-agricultural-commodity-markets-2015-16/en/

- McCorriston,S.,Hemming,D.J.,Lamontagne-Godwin,J.D.,Parr,M.J.,Osborn,J., & Roberts, P. D. 2013. What is the evidence of the impact of agricultural trade liberalization on food security in developing countries? A system a ticre view London: EPPI-Centre, Social Science Research Unit, Institute of Education, University of London. r4d.dfid.gov.uk/Project/60753/

- UNSCN. 2016. Enhancing coherence between trade policy and nutrition

actions. www.unscn.org/files/ICN2_TPM/UNSCN_Discussion_Paper_1_
Trade_and_Nutrition_2015rev_en.pdf

- World Cancer Research Fund International. NOURISHING framework. Use
economic tools to address food affordability and purchase incentives. www.
wcrf.org/sites/default/files/Use-Economic-Tools.pdf

二、食品营销和广告业务

1. 是什么?

食品营销是指围绕食品实际销售的所有活动、参与者、基础设施以及与食品实物销售相关的法规,例如批发、零售、餐饮;食品营销还包括食品推广,如打折促销、产品展示、品牌和包装、广告和媒体使用等。

2. 为什么?

在城市化的背景下,随着中产阶级的崛起以及食品系统的工业化和全球化加剧,食品销售给消费者的方式正在发生变化。例如,超市和快餐店正在发展中国家、特别是在城市地区迅速蔓延。这些现代市场渠道没有替代传统零售商和餐饮业(如"夫妻店"、街头食品摊贩、"街市"),而是与其共存、竞争,有时还与其合作。零售环境的转变伴随着更多的食品广告和促销策略,以鼓励消费者购买更多工业化食品,包括高糖、高脂肪和高盐的过度加工食品。这也导致了肥胖饮食的暴露风险增加。了解营销和广告对消费者偏好、饮食模式、饮食习惯和营养的影响对于制定健康食品环境的政策和策略以及利用传统和现代零售部门促进健康饮食消费是至关重要的。

3. 如何做?

- 改善零售环境的战略需要承认这一点,即超市扮演着越来越重要的角色,它们有可能积极地影响营养(增加多种多样的、新鲜的食物的可获得性、可及性和可负担性),也会产生消极作用(如鼓励消费高能量、营养不足、过度加工的食物)。

- 同样地,需要认识到,小型零售商、小商贩、街头食品小贩和非正规销售者仍然是营养密集食品的主要供应商,但同时也面临着许多挑战,尤其是在确保食品质量和安全方面。

- 奖励和规章制度的结合可以促使零售商和餐饮公司提高产品的营养价值，例如：
  - 使零售商认识到良好的营养价值是一个关键的营销点，支持他们改善营养食品和膳食的展示和推广，并利用社会营销技术来满足消费者对营养食品的需求。
  - 利用经济激励措施提高零售商和新鲜食品供应商在"食品沙漠"（例如服务水平低下的社区）的可获得性。这对于改善最边缘化人群的饮食，减少肥胖和微量营养素缺乏的流行至关重要。
  - 建立健康食品补贴计划，鼓励街头食品摊贩和其他供应商重新配制食谱并使用健康食材（特别是通过接受培训，例如食品准备培训）。
  - 传统零售商为农村地区和低收入群体提供了增加获得健康食品的机会，包括新鲜食品和长保质期产品（可以帮助抵消季节性稀缺）、强化食品和特殊营养产品。这意味着要以更加营养的方式有意识地使用针对穷人（也称为金字塔底层或BOP模式）的商业策略。
  - 限制向儿童和青少年广告和推广富含脂肪、盐和糖的食品和饮料，这有助于限制他们接触和遏制营销的力量。这也可能包括限制某些食品店的位置（例如，禁止学校和游乐场内和附近的快餐）和特定营销技巧的规定（例如，限制针对儿童的电视节目中含有不健康食品的广告）。
  - 制定公共采购和餐饮服务的营养标准，以确保学校、医院和公共部门机构提供的食品和菜单健康且营养均衡。这也可以激励农民和制造业投资营养食品。

4. 有利环境

- 投资于城市规划，以及水、卫生、污水、垃圾处理和其他服务与基础设施，以改善批发和零售市场的运营状况，是提供安全食品有利环境的关键因素。

- 使农贸市场、小商店和传统零售商及餐饮业者能够在与大型企业平等的环境中生存和竞争，有助于创造更加平衡的零售环境，让健康的选择成为轻松的选择（例如，购买适量的食物，选择新鲜而不是过度加工食品）。

- 国际标准（如《关于向儿童推销食品和非酒精饮料的系列建议》和《国际母乳代用品销售守则》）可为制定国家层面政策建议提供指导。

更多信息参见：

- Chevrollier,N.,Bults,R.,Sprenger,T.,Danse,M.,Poniatowski,B. & O'Neill,K.2012. Access to Food and Improved Nutrition at the Base of the Pyramid - Five business interventions to achieve social impact, financial sustainability and scale. Report, BOP Innovation Centre and GAIN (Global Alliance for Improved Nutrition), Geneva, Switzerland. Available at http://bopinnovationcenter.com/updates/blog/ access-to-food-and-improved-nutrition-at-the-base-of-the-pyramid

- Gómez,M.I.&Ricketts,K.D.2013. Food value chain transformations indeveloping countries: Selected hypotheses on nutritional implications. Food Policy,42:139-150

- Hawkes, C. 2008. Dietary implications of supermarket development: a global perspective. Development Policy Review, 26(6):657-692

- WHO.2010.Set of recommendations on the marketing of foods and non-alcoholic beverages to children.

- World Cancer Research Fund International. NOURISHING framework: Set retail environment incentives. Available at: www.wcrf.org/int/policy/nourishing-framework

- World Cancer Research Fund International. NOURISHING framework: Harness supply chain and actions across sectors to ensure coherence with health. Availableat: www.wcrf.org/int/policy/nourishing-framework

三、促进健康饮食的食品价格政策

1. 是什么？

食品价格政策是指为影响某些食品价格水平和稳定性的财政措施（如税收、补贴和价格上限）。促进健康饮食的财政措施是指为改变健康与不健康食品或营养素相对价格的税收或补贴。

2. 为什么？

健康饮食往往比不健康饮食更昂贵，而营养丰富食物（如水果、蔬菜和动物性食物）的高价是阻碍弱势人群选择健康食品的主要障碍之一。因此，食品价格政策有可能为增加营养食品的供应和需求创造动力。传统上，国家采用补贴、进口和价格上限来稳定主食（如面包和大米）价格；然而，研究表明，对主食的无针对性补贴稳定价格的成本很高，还可能增加超重和肥胖的风险。最近，相关政策开始鼓励人们食用健康和营养的食品并抵制某些过度加工、高糖产品的消费。

3. 如何做？

- 对特定营养食品的补贴可以增加人们对健康饮食的负担能力和／或鼓励购买。这些补贴涉及不同环节：
    - 生产（例如农业补贴）；
    - 零售（例如促进贫困和服务水平低下地区的新鲜食品、超市和商店的市场建立补贴）；
    - 餐饮（例如降低工作场所健康膳食的成本）；
    - 消费（例如新鲜食品的代金券）。
- 将补贴与设计良好、目标明确的消费者宣传活动（刺激对营养食品的需求）结合起来，增加这种策略成功的可能性。

- 对过度加工食品（如含糖饮料）征税也可通过提高价格来限制消费。

- 应该高度重视旨在鼓励健康饮食干预措施的非预期后果（例如一种不健康食品的价格上涨，可能导致以更不健康的食物代替）。

- 尤其，考虑到一个给定的价格变化可能对某些营养不良人群产生积极影响（如减少营养不足），而对其他人群产生消极影响（如增加超重和肥胖），具有营养不足与营养过剩双重负担的国家应仔细选择正确的价格干预措施。

- 肥胖程度高的国家应考虑对食品加工业（如油料、甘蔗、玉米、大量使用的大宗商品）进行补贴的影响。

4. 有利环境

- 食品系统的高度整合导致一些食品公司对生产者和消费者有着巨大的影响力，并能够强有力地控制市场价格。在往往容易发生共谋和其他形式的反竞争行为的食品行业执行竞争政策，是确保生产者和消费者获得公平价格的基础。

- 针对一种或几种食品的单一和短期价格变化可能对人们的饮食影响有限。实现长期影响需要一揽子政策和投资，包括：农业政策、补贴、税法、健康食品基础设施投资、财政激励和业务约束（包括预防和减少粮食损失和浪费）、人群教育活动和其他措施。

更多信息参见：

- FAO.2013.The state of food and agriculture: Food systems for better nutrition. Rome. www.fao.org/docrep/018/i3300e/i3300e00.htm

- Hawkes,C.,Friel,S.,Lobstein,T.&Lang,T.2012.Linking agricultural policies with obesity and noncommunicable diseases: a new perspective for a globalising world. Food Policy, 37(3): 343–353

- Herforth,A.&Ahmed,S.2015.The food environment, its effects on dietary consumption, and potential for measurement within agriculture–nutrition interventions. Food Security, 7(3): 505–520

- Mozaffarian, D., Afshin, A., Benowitz, N.L., Bittner, V., Daniels, S.R., Franch,H.A.&Popkin,B.M.2012. Population approaches to improve diet, physical activity, and smoking habits: A scientific statement from the American Heart Association. Circulation, 126(12): 1514–1563

四、食品标识

1. 是什么？

食品标签是消费者看到的食品上的信息。食品标签的国际公认定义是在食品容器上书写、印刷、盖印、标注、凹凸印或贴附的任何吊牌、品牌、标记、图形或其他说明物。食品标识指食品标签上附带的或靠近食品展示的任何书写物、印刷物或图形物，包括用于食品促销或指导食品丢弃处理的书写物、印刷物或图形物（食品法委员会 —— 食品标识，2007）。

2. 为什么？

预包装食品代表了许多人日益增长的饮食需求，特别是在城市环境中。如今，从粗加工到超加工的大多数包装食品，都带有某种标签。食品标识通过告知消费者特定食品的配料、健康、安全、营养声称和营养成分来影响其食品选择。标签越来越重视告知消费者更健康的营养食品，并且还可以激励制造商生产更加营养健康的食品。

3. 如何做？

- 食品标签强制性的最低要求对于保护消费者和促进安全、营养均衡饮食具有重要意义。与营养相关的强制性要求通常包括配料表和营养成分表（如能量值及蛋白质、总脂肪、饱和脂肪酸、糖等成分含量），它们以营养需求和饮食风险的科学数据为基础，成分含量常以百分率表示。

- 关于自愿标识，制造商提供有关其产品"优良特性"的附加信息，包括健康和营养声明（如"低含量"或"不含"），政府应提供指导以防止不适当的标签。

- 营养标签可以使消费者遵循建议的每日营养摄入量，并限制摄入与饮食风险（如肥胖、慢性非传染性疾病）相关的成分食品。食品标签上提供的信息应该准确而通俗，便于消费者理解，包括那些文化程度较低的人。

- 研究表明，消费者在如何看待和使用营养标签方面存在局限性，对不同营养标识推广方案的偏好不同。为保证标签适当使用，需要不断向公众提供营养教育和行为改变的宣传活动和策略。

- 食品广告和营销与标识密切相关，因为它们会影响消费者对标签的解读，可能增加或减少获取的信息。

4. 有利环境

- 如果经过精心设计，营养标识和声明管理政策可以通过推广具有吸引消费者健康信息的食品来对营养产生积极影响。营养标识政策应考虑到消费者对不同营养标识计划的使用、解读和理解。

- 为确保食品标识的有效性及合法性，必须在国内和进出口口岸强制执行。

- 国家食品标识监管框架应符合国际标准（如《食品法典》《国际母乳代用品销售守则》），并针对该国的具体营养问题进行调整。

更多信息参见：

- Albert, J. (ed.) 2014. Innovations in food labelling. Elsevier. www.fao.org/docrep/018/i0576e/i0576e00.htm

- Albert, J.L. 2016. Handbook on food labelling to protect consumers. Rome, FAO(in press – expected to be released in November 2016)

- Alimentarius,Codex.Guidelineson Nutrition Labelling CAC/GL2–1985 Adopted in 1985. Revision: 1993 and 2011. Amendment: 2003, 2006, 2009, 2010,2012 and 2013. ANNEX adopted in 2011. Revision: 2013 and 2015. Available at www.fao.org/fao–who–codexalimentarius/en/

- Alimentarius, Codex. Guidelines for the Use of Nutrition and Health Claims

(CAC/GL 23–1997). Available at www.fao.org/fao–who–codexalimentarius/en/

- Alimentarius, Codex. Codex general standard for the labeling of pre-packaged foods. CODEX STAN 1–1985. Available at www.fao.org/fao–who–codexalimentarius/en/

- Alimentarius, Codex. General Standard for the Labelling of and Claims for Prepackaged Foods for Special Dietary Uses. CODEX STAN, 146–1985. Available at www.fao.org/fao–who–codexalimentarius/en/

- FAO. 2016. Influencing food environments for healthy diets. Summary www.fao.org/documents/card/en/c/5ae63536–6fa1–43df–82fc–47066fffbc71/

- World Health Organization. 2010. Set of recommendations on the advertising of foods and non–alcoholic beverages to children. www.who.int/dietphysicalactivity/marketing–food–to–children/en/

一、营养教育与行为改变传播

1. 是什么？

营养教育包括各种教育策略，旨在帮助人们实现饮食和饮食行为的长期改善。营养教育不仅仅是为人们提供信息，它包括使人们能够掌握自己的饮食和健康，了解人体的需求以及影响他们饮食的因素，开展现实和参与性的教育活动，以及针对人们感知和行动作出的小而有吸引力的、可实现的改进。

2. 为什么？

人们越来越认识到，作为粮食安全和营养干预取得成功的重要催化剂，有效的营养教育可保证食物产量/收入的增加，最终转变为饮食和营养状况的改善。造成营养不良的许多原因都源于可受教育影响的态度和做法，如食物禁忌、长期养成的日常饮食和零食习惯、农业生产决策、家庭食物分配、儿童喂养理念、误导性食品广告以及对食品卫生认知匮乏或对水果和蔬菜的负面态度等。正在向富糖、高脂肪和高盐的廉价加工食品等危险膳食方式过渡的国家，营养教育变得尤为重要。

3. 如何做？

- 消费者营养教育和行为改变传播可以通过多种场所和活动来实现，包括孕期健康和营养咨询、母乳喂养教育或6~23月龄儿童的补充喂养、学校营养教育和实践学习，使家庭能够实践良好的营养行为。

- 食物制作、烹饪和家庭内部分配是决定饮食健康状况的关键，包括安全、频率、品种、平衡和比例。这些问题可以通过注重食品和营养行为的教育来解决，这种教育并非仅仅是简单的知识灌输，还能够帮助人们获得自信和技能来养活自己及其家庭。

- 营养教育可以提供有效保存营养价值且易操作的烹饪方法和知识，并让家务劳动者（如通过烹饪示范）为全家人（特别是儿童）准备有营养的膳食，同时处理好影响家庭食物选择和分配（家庭食物分配次序）的禁忌和信仰问题。

- 营养教育活动应针对男女双方，以确保他们各自在家庭营养方面的作用和责任得到承认和利用。在家庭中经常扮演营养决策角色的祖母（或老年长辈）也应该成为教育对象。

- 作为整个学校食品和营养方法的一部分，营养教育可以在学校里进行，也可以推广多样化的学校餐。课堂学习应与实际活动相联系，辅以营养和健康的学校环境，以加强学习效果。确保所有学校人员、家庭和社区的积极参与也很重要。

- 为公众提供营养教育和宣传运动，如"每日五果蔬"运动，有助于提高人们对营养食品选择和健康饮食的认识。宣传活动可以通过传统媒体或新媒体进行。

- 将营养教育纳入农业项目，可能会提高生产家庭的消费和相关的营养影响。它还可以激励家庭实现生产多样化，并为他们自己的消费保留更多的食物。

- 农业和卫生推广人员可以在促进社区卫生和营养方面发挥重要作用。

- 营养教育也是所有食品系统计划的重要组成部分，包括食品储存、加工和强化计划、微量营养补充计划和社会保护计划等。

- 营养教育并不仅仅针对饮食，而是强调健康生活方式，寻求健康行为的重要性，比如家庭卫生、体育活动等。

4. 有利环境

- 要使营养教育取得成功，就必须让所有能够帮助或阻碍饮食变化的人参与（包括所有相关部门），并增强其影响决策者的能力，以倡导有利于健康食物选择的政策和食物环境。

- 国家的食源性膳食指南应成为公共食品和营养、卫生和农业政策以及营养教育方案的基础，以培养健康的饮食习惯和生活方式。

- 应设立教育课程，建立与大学和学术机构的联系，以确保为营养教育工作者提供适当的专业培训。

- 营养教育和行为改变计划如果作为更大规模的消费者教育工作的一部分实施，将会产生更大的影响，包括旨在提高人们食物营养认识的食品标准、标签和广泛的媒体宣传等活动。

更多信息参见：

- Burgess, A., & Glasauer, P. 2004. Family Nutrition Guide. Rome: Food and Agriculture Organization of the United Nations. Available at: www.fao.org/docrep/007/y5740e/y5740e00.HTM

- FAO.2005.Setting up and running a school garden—Teaching Toolkit. Rome: FAO. www.fao.org/docrep/012/i1118e/i1118e00.htm

- FAO. 2013. Eating well for good health — Lessons on nutrition and healthy diets. Rome: FAO. www.fao.org/docrep/017/i3261e/i3261e00.htm

- FAO. 2014. What works at home? Improving complementary feeding using locally available foods. Rome: FAO.www.fao.org/3/a-bc796e.pdf

- FAO. 2015. Participatory Nutrition Education is a Catalyst for Dietary Diversity: Programme Brief. Rome: FAO.www.fao.org/documents/card/es/c/dbf43875-43ff-436b-b86e-2344c18bb442/

- FAO. 2016. ENACT: Education for effective nutrition in action: Professional training in nutrition education. Rome: FAO.www.fao.org/nutrition/education/professional-training/enact/en/

- FAO. 2016. Integrating Agriculture and Nutrition Education for Improved Young Child Nutrition — Programme Lessons. Rome: FAO.www.fao.org/fileadmin/user_upload/nutrition/docs/education/infant_feeding/Programme_Lessons.pdf

- Fautsch–Macías, Y., & Glasauer, P. 2014. Guidelines for assessing nutrition–related knowledge, attitudes and practices. Rome: FAO.www.fao.org/docrep/019/i3545e/i3545e00.htm

- Fischer, C. G., & Garnett, T. 2016. Plates pyramids, planet: Developments in national healthy and sustainable dietary guidelines: a state of play assessment. Rome: FAO and the Environmental Change Institute & The Oxford Martin Programme on the Future of Food, The University of Oxford. www.fao.org/documents/card/es/c/d8dfeaf1–f859–4191–954f–e8e1388cd0b7/

- Glasauer,P.&Sherman,J.2006. Nutrition education in primary schools. A planning guide for curriculum development. Rome: FAO.www.fao.org/docrep/009/a0333e/a0333e00.htm

- HawkesC.2013.Promoting healthy diets through nutrition education and changes in the food environment: an international review of actions and their effectiveness. Rome: FAO.www.fao.org/ag/humannutrition/nutritioneducation/69725/en/

- McNulty J. 2013. Challenges and issues in nutrition education. Rome: FAO. Available at: www.fao.org/ag/humannutrition/nutritioneducation/en/

二、营养创收

1. 是什么？

营养创收是指利用农业和粮食系统的潜力创造收入的战略，同时最大限度地提高这种收入用于购买营养食品和获取营养增值服务的可能性（称为"从农业到营养的收入途径"）。

2. 为什么？

确保消费者正常和体面的收入是实现良好营养的关键，因为它不仅可以购买健康食品，还可以获得医疗保健和教育服务。然而，家庭收入的增加并不一定会导致营养的改善，还需要考虑几个中介因素，例如：家庭收入的变化量和稳定性、家庭内部收入分配和控制、市场价格的作用、家庭偏好和其他购买决定因素。随着农业和食物系统的商业化，收入对营养的重要性超过了自己生产的食物。因此，将营养目标及其组成部分纳入以产生收入获得收益为主要目标的干预措施中就显得尤为重要（如农业商业化项目）。

3. 如何做？

- 农业生产和其他粮食系统活动提供了以销售农产品或有偿劳动进行创收的机会，这样既可以通过粮食生产直接促进营养，也可以通过增加可用于购买营养食品的经济资源来间接促进营养。

- 然而，此类干预措施的营养影响将取决于家庭是否选择将额外收入用于营养食物和／或其他有益于营养的资源（例如，购买保证卫生的肥皂或获取医疗保健服务）。因此，提供营养教育（例如，将其纳入为参与农业活动的家庭所做的常规农业推广服务中或在其他创收活动的工作场所里举办）对于激励消费者恰当地将收入用于健康和营养上至关重要。包括让农民在适当情况下保留一些高营养产品供自己家庭消费。

- 营养影响也将取决于是否能在当地市场以可承受的价格获得营养食物（或其他有利于营养的食物），这应该在干预前进行评估，特别是偏远地区。

- 创收活动的成功与否将取决于其经济可行性，即创造利润以维持活动的潜力。这取决于家庭出售的作物／产品的可交易性和价格。因此，创收活动的市场评估和对创收活动的经济可持续性的分析应在干预行动开始之前进行。

- 关注经济作物通常被视为增加家庭收入、减少贫困从而改善营养的策略。然而，对专门化种植有可能给生产多样性和饮食多样性带来的风险进行管理也非常必要。这种策略可能不适合偏远地区，因为那里的人口主要消费他们自己生产的产品，而进入市场的机会很少。

- 针对市场价值高且营养丰富的食物，如园艺作物、牛奶、乳制品和水产品，可以带来多重好处，因为它可以增加农场和市场上的营养食品供应，同时增加小农户收入。

- 多样化的收入来源可以帮助确保居民全年的营养食品消费现金流，包括在反季节期间。

- 确保弱势群体的金融包容性（包括通过桌上银行和储蓄以及信贷小组等非正规模式），能够帮助增加和稳定收入流和消费。

- 女性对收入的控制显得尤为重要，因为让女性控制收入更有可能使在营养食品和健康服务上的支出增加。因此，建议为妇女创造收入机会，保证其在获得就业和控制收入等方面的公平性。同时，应注意确保妇女由此而增加的工作负担不会影响她们也负责的健康和抚育活动。

- 增值（通过存储、加工、营销等）是在整个食物系统中产生收入的关键。应鼓励保存或增加营养价值的加工方法，以促进营养食品在市场上的供应（例如，坚果干可能比糖果或饼干更可取）。

4. 有利环境

- 此类策略的成功将取决于消费者对营养食品的可获得性和获取

途径。农业政策应同时支持多种营养丰富食品的生产，并确保它们以合理的价格进入市场。

- 应随着市场的发展减轻以经济作物和单一作物为重点的农业战略的潜在负面影响，以增加不再在农场或社区内生产的其他食物的供应，从而保持食物供应的多样性。

- 支持正规部门合理雇佣关系的法律框架，以及促进非正规部门就业的创新办法，是营造有利环境的关键因素。

更多信息参见：

- SPRING. 2014. Understanding the Agricultural Income Pathway. Brief #3.Improving Nutrition through Agriculture Technical Brief Series. Arlington, VA, USAID/Strengthening Partnerships, Results, and Innovations in Nutrition Globally(SPRING) Project. www.spring-nutrition.org/publications/briefs/understanding-agricultural-income-pathway

- USAID. Multisectoral Nutrition Strategy 2014-2025. Technical Guidance Brief. Nutrition-sensitive agriculture: applying the income pathway

- World Bank. 2007. From Agriculture to Nutrition: Pathways, Synergies and Outcomes. Washington, DC, World Bank. documents.worldbank.org/curated/en/241231468201835433/From-agriculture-to-nutrition-pathways-synergies-and-outcomes

三、营养导向型社会保护

1. 是什么？

社会保护包含各种措施，为贫困人口提供现金或实物补助，保护弱势群体免于风险，强化边缘化群体的社会地位和权利，总体目标是减轻贫困和经济、社会脆弱性（SOFA，2015）。营养导向型社会保护旨在覆盖营养上的弱势群体，纳入明确的营养目标和指标，并推进使家庭能够获得健康和可持续饮食和医疗的战略。

2. 为什么？

安全网和社会保护计划可在改善营养及解决营养不良的社会和经济决定因素方面发挥重要作用。社会保护工具可以帮助家庭在发生危机时保护他们的食物权益，并在发生冲击时尽量减少其消极的应对机制，例如被迫减少食物摄入量或迫使儿童辍学。此外，社会保护有助于家庭增加消费，获得更多更好的食物，同时也有助于发展其生产性资产基础。这些对于长期维持良好营养状况和获得医疗保健服务至关重要。

3. 如何做？

- 每项社会保护手段（包括社会援助、社会保险和劳动力市场计划）都提供了具体的切入点，以增加其对营养成果的影响。

- 旨在支持弱势群体营养的社会援助计划可以采取多种形式，包括：

  - 通过一般食品分发或有针对性地分发妇女和儿童专用食品（如补品）的实物转移。通过增加营养教育部分和确保食物篮子的高营养品质，可以最大限度地提高食物转移对营养的影响，包括提供营养丰富的食物（如动物源食物、水果和蔬菜）、营养强化面粉和生物强化主食。

- 准实物转移，包括用于获取商品的凭证和用于获取服务的费用减免。营养导向的代金券增加了营养食品的获取（例如，使用代金券鼓励对新鲜食品和豆类食物的选择）、孕产妇和儿童保健服务以及支持最佳婴幼儿喂养方法的儿童保育服务。免除费用和差异化定价可以增加弱势家庭获得保健和儿童保育服务的机会，包括拥有大量儿童和/或受抚养成员的家庭。

- 有条件或无条件的现金转账。特别是参与健康或营养教育计划的条件，可以最大限度地改变购买和消费特定食品的可能。现金转移也可以以儿童入学和出勤为条件。

- 生产性资产转移，可以整合"有营养价值"的资产，如奶牛、小反刍动物、家禽或营养丰富的种子。

- 社会转移，如非缴费型养老金和儿童补助金。

- 学校营养餐，可以被视为一种实物转移，以保护弱势学龄儿童的营养摄入，同时鼓励上学。

- 在社会援助计划中提倡当地采购，例如学校供餐或食品分配，可以改善消费者和贫困生产者的营养。

- 社会保险计划，包括医疗保险、有针对性的农作物和牲畜天气保险等。生育保护和就业保险也有助于保护基本的营养相关资产免受冲击和危机。

- 劳动力市场计划通过向参加公共工作计划的人提供食物，通过转移支付和代金券来支持营养。特别是以工换粮方案应确保劳动量的要求不超过口粮的能量和营养价值能负担的程度，并且不会给妇女带来过重的工作量。

- 如果已经实施的社会保护制度能够及时扩大和调整，则可以减少冲击的急性和长期负面影响。

4. 有利环境

- 各国有责任承认食物和健康权，并确保适当的社会保护制度。

- 国家营养政策应将社会保护作为实现国家营养目标的一种方式。相反，社会保护政策在适当时也应明确包括营养方面的考虑。

- 如果社会保护是包括食物援助政策、医疗政策（例如，特别关注产前和产后护理、儿科服务和免疫接种的全民健康覆盖）、劳动法规（如生育保护）、性别平等和妇女赋权政策在内的一揽子部门政策的一部分，那么社会保护更有可能以营养为导向。

- 还应确保为社会保护计划提供定期、可预测和可持续的资金支持。

更多信息参见：

- FAO. 2015. Nutrition and social protection.www.fao.org/documents/card/en/c/512ec50d–f2a6–4735–89ce–528ac8ae0653/

- FAO. 2015. The state of food and agriculture, 2015. Social protection and agriculture: breaking the cycle of rural poverty.www.fao.org/publications/sofa/2015/en/

- FAO.2016.Experience of BRICS countries in the development of nutrition–sensitivesocial protection programs

- HLPE.2012.Social protection for food security:Areport by the High Level Panel of Experts on food security and nutrition of the Committee on World Food Security.June 2012. Available at:www.fao.org/cfs/cfs–hlpe/reports/en/

- ISAP (forthcoming) Social protection programmes for food security and nutrition: An assessment tool

- Sustainable Development Goals:Target sand in dicators.March 2016 Availableat:unstats.un.org/sdgs/iaeg–sdgs/metadata–compilation/

- UNICEF.2015.Cash transfers and child nutrition: What we know and what we need to know. www.unicef–irc.org/publications/782/

四、学校食物与营养

1. 是什么？

学校的食物和营养方法是有益于学龄儿童营养的活动组合。它包括从提供营养餐到营养教育、从学校农园到支持营养和健康的学校环境所涵盖的若干要素，以满足学龄儿童的直接食物和营养需求，以及改善超出学龄孩子健康和营养的更广泛目标。

2. 为什么？

良好的营养是儿童身心发展的关键。虽然考虑营养干预的优先机会窗口是从受孕到两岁之间的时期，但学校食物与营养对于学龄儿童在一定程度上恢复因婴儿时期营养不良带来的损伤，进而改善营养，支撑健康和入学率，并为儿童提供知识和技能至关重要。学校营养对于青春期少女，即未来的母亲，也很重要。通过鼓励儿童及其家庭和学校社区养成终身健康的饮食习惯，这些计划也有助于产生对健康和营养食物新的需求和新的供应。

3. 如何做？

- 由粮农组织推动的综合性学校食物和营养方案通过提供营养均衡的学校膳食、促进健康的饮食习惯以及建立支持性政策和监管框架来保障学生的营养。
- 学校膳食（即做熟的饭菜、零食和带回家配给量，视情况而定）必须以儿童的饮食要求为基础，并包含多种食物，包括传统的当地健康食物。
- 学校膳食的本地采购（例如，本地家庭产品供应的学校餐）提供了将当地农民（包括小农户和家庭农场）与结构化需求联系起来，增加他们的收入，促进他们更好地融入社会和经济，以及减少贫困发生的机会。学校用餐多样化也可以刺激当地营养食物的生产，并为一般人群提高营养食物的可负担性带来积极的溢出效应。

- 营养教育和培训对培养健康的饮食习惯至关重要。学校园艺活动等实践活动可以纳入综合性、文化适应性的营养和健康意识计划中开展，这些计划提供了解洗手、个人卫生、食品安全和体育活动的机会。

- 还需要向参与学校采购、储存和准备食物的服务人员提供营养、食品安全和其他相关主题的培训。

- 除了增加儿童获得基本和多样化食物的机会外，学校餐还可以整合强化和生物强化食品。

- 学校可作为提供特定营养干预措施的平台（例如，驱除寄生虫）。

4. 有利环境

- 学校食物和营养指南制定需要基于国家食源性膳食指南（包括食品安全指南），以确保与学校餐适应相关的标准和做法。

- 与公共采购相关的政策框架应从聚焦狭义的价格转向关注更广泛的食品质量、多样性和文化可接受性。

- 需要建立小农户／企业友好型采购机制，以尽可能地确保小农户和家庭农场不被排除在外，而是在和其他供应商比较时被优先考虑。可以从将当地和小农户的生产与学校联系起来的案例以及有经验的国家和已实施的计划中吸取经验和教训（如巴西学校供餐计划、联合国粮农组织世界粮食计划署非洲采购计划以及世界粮食计划署当地采购促进发展计划）。

- 政策和监管框架应包括营造健康学校环境的措施，例如确保在学校环境中可获得和销售的食物具有高营养品质，保护儿童免受不健康食品的营销，确保可持续和公平地获得和使用安全的水资源和基本卫生服务。

- 必须建立明确的机构授权、责任以及协调机制（例如学校食物委员会），以确保家长、当地社区、民间社团和其他利益相关者的参与和控制。
- 将学校食物和营养有效纳入国家计划和政策框架（如国家营养战略、教育部门规划、减贫战略）是确保其有效性、可持续性和获得稳定经费支持的关键。

更多信息参见：

- Bundy, D. et al. 2009. Rethinking school feeding. Directions in Development. Washington, DC, The World Bank. http://elibrary.worldbank.org/doi/abs/10.1596/978-0-8213-7974-5
- FAO. Case studies on institutional procurement:www.fao.org/ag/ags/ivc/institutional-procurement/en/
- FAO. School food.www.fao.org/school-food/en/
- FAO.2005.Setting up and running a school garden - Teaching Toolkit. Rome: FAO.www.fao.org/docrep/012/i1118e/i1118e00.htm
- FAO 2016. Learning activities in food and nutrition education. Available at: www.fao.org/nutrition/policies-programmes/en/
- FAO 2016. School gardens and planting trees for brighter minds and better diets. www.fao.org/documents/card/en/c/33fbf497-48ed-4f83-8b36-ae280bcdbd38/
- Policy Brief on Healthy Meals in Schools: Policy Innovations Linking Agriculture, Food Systems and Nutrition. Global Panel on Agriculture and Food Systems for Nutrition, Policy Brief n3, 2015. Available at www.glopan.org/healthy-meals
- Purchase from Africans for Africa.paa-africa.org/
- WFP. 2013. Structured demand and small holder farmers in Brazil: The case of PAA and PNAE. Brasilia, UN World Food Programme.www.wfp.org/content/structured-demand-and-smallholder-farmers-brazil-case-paa-and-pnae

五、营养导向型人道主义食物援助

1. 是什么？

人道主义食物援助旨在满足受危机影响人群的粮食和营养需求，包括被迫流离失所、生活在难民营或非正规居住点的人群以及寄居家庭及其亲属。这不仅需要在危机期间采取行动，而且还需要在危机来临之前采取行动，并且通常也需要在危机后的恢复期内第一时间实施。人道主义食物援助干预措施可以采取不同的形式，如食品、现金或代金券发放。可以使用多种方式提供，包括一般的或有针对性的以及有条件的或无条件的发放。

2. 为什么？

人道主义食物援助应确保为受危机影响的人提供均衡的膳食摄入量，并防止急性和慢性营养不良以及微量营养素缺乏。然而，实际中往往很少考虑到受援社区的营养状况以及营养最脆弱群体能否获得营养素足够丰富的食物。因此，不仅要关注热量摄入，所分配食物的微量营养素含量和总体膳食质量也应重点考虑。此外，干预措施必须认识到并解决特定群体和弱势家庭成员（例如婴幼儿、孕妇和哺乳期妇女、残疾人和老年人）的营养需求。

3. 如何做？

- 任何旨在解决营养问题的干预措施都应基于对营养状况、营养不良原因以及不同人群的食物膳食模式和偏好的全面了解。

- 目标战略应考虑最弱势群体和家庭成员的特殊需求。这包括对孕产妇和婴幼儿营养的关注，包括但不限于"1000天窗口"（两岁以下儿童和孕妇、哺乳期妇女），该窗口也称为机会窗口。

- 在紧急情况下，当营养不良发生率增加时，年龄较大的儿童也可能受到影响。需要收集具体情况数据，以确定哪些年龄组最有可能存在营养不良风险或受其影响，并确定最相关的目标战略。

- 在设计粮食或现金援助计划时，应特别考虑口粮构成、转移规模、方式选择以及补充干预措施。

- 干预应超越主食供应的概念和范畴，充分考虑到当地偏好和饮食习惯，提供包含恰当食物和适当营养素的多样化饮食供应。例如，可以通过提供鲜食券来补充家庭菜篮子来实现这一目标。

- 除营养食品篮子外，家庭应有适当和充足的投入和资产，以妥善储存和准备食物，如炊具、燃料和炉灶。在紧急情况的早期阶段，由于无处不在的危险和后勤限制，确保有机会获得这些物品特别具有挑战性，因此，预煮和快速烹饪食物可能是更好的选择。在长期危机期间，特别是在人们被迫流离失所、生活在难民营或高度不安全的情况下，提供可靠和负担得起的能源以及改进的烹饪技术（如节省燃料的炉灶和烹饪方法）是确保弱势群体营养的关键步骤。

- 关注特定人群的特殊食品，可以提高粮食援助的营养影响。这包括用来预防或治疗中度急性营养不良以及防止微量营养素缺乏和发育迟缓的婴幼儿补充剂（如即食食品、基于脂质的营养补充剂）、6 ~ 23 个月儿童的辅食、强化混合食品、用于家庭强化食品的微量营养素粉以及孕妇和哺乳期妇女的补充食品等。

- 基于现金的干预措施与针对营养的干预措施相结合，例如提供治疗急性营养不良的微量营养素补充剂会有助于预防营养不良及其复发。但是，现金转移规模、时间和条件如何影响干预效果仍然需要证据证明。

- 在危机期间，疾病的发生和传播将会增加，导致医疗服务、饮用水以及安全卫生的生活环境等的获得受到损害。营养导向型人道主义援助应力求同健康干预和基于水、环境卫生和个人卫生的干预结合，发现营养不良的决定因素，并最大限度地发挥干预效果。

- 与营养教育和行为改变传播活动结合或联系，以支持改善母乳喂养和补充喂养方法（在危机情况下往往会恶化），并帮助人们在膳食、饮食行为和婴幼儿喂养方法上实现长期改善。

- 人道主义食物援助计划可以帮助提高危机期间的营养水平，支持和改善受影响社区的生计（例如，世界粮食计划署"食物换资产"倡议可以在新建或重建家庭和社区资产时，为脆弱的家庭和社区提供粮食安全及营养方面的直接利益）。

- 与国家和政府主导联系在一起，社会保护和社会安全网计划将有助于保护营养最脆弱的人群脱离紧急情况，并建立和扩大现有计划及时应对危机。

- 监测和评估人道主义食物援助计划对于提高其实用性至关重要，营养效果监测和援助评估框架可以嵌入与消费、（母婴）膳食多样性和护理实践相关的目标和指标。考虑到在有限的人道主义援助期间逆转发育迟缓所需的时间，发育迟缓可能不是最合适的指标，但也可以评估营养状况结果。

4. 有利环境

- 需要利用监测评估和运筹研究等方法为在危机情况下行之有效的措施及其作用原理建立证据基础，以帮助设计营养导向型人道主义食物援助计划。

- 在紧急情况和长期危机的背景下，国家营养能力建设还应提高参与设计和提供人道主义食物援助方案相关人员的技能。这需要有适当的工具，以务实、经济的方式将营养纳入食物援助计划主流。项目周期的所有阶段都需要这些工具，包括用于营养导向型干预措施的成本计算。

- 解决紧急情况期间粮食安全与营养部门之间的脱节问题，鼓励采取协调一致的方法，对于确保有凝聚力的计划实施和良好社区实践至关重要。

- 解决长期危机中营养不良问题的干预措施不应局限于急性营养

不良的管理，而应加大解决根本问题的投入，特别是通过与婴幼儿喂养、家庭粮食安全、水和卫生有关的长期计划和社会保护实施来解决。

更多信息参见：

- ACF. 2011. Maximizing the nutritional impact of food securityand livelihoods interventions: a manual for field workers.www.action against hunger.org/ publication/2011/07/maximising-nutritional-impact-food-security-and-livelihoods-interventions-manual

- FAO. 2005. Protecting and promoting good nutrition in crisis and recovery. www.fao.org/documents/card/en/c/edca1dfe-d13c-555f-8e9c-be0b5c4c4a9e/

- FAO.2014.Strengthening the links between Nutrition and Resiliencein food and agriculture – a discussion paper.www.fao.org/3/a-i3777e.pdf

- FAO(forthcoming).Breaking the vicious circle of malnutrition in protracted crisis: Guidance on nutrition in protracted crisis

- Inspire Consortium. 2015. Maximising the nutritional impact of Humanitarian Food Assistance, November 2015. Available at www.ennonline.net/fex/52/ nutritionalimpact

- Lentz, E. C., & Barrett, C. B. 2013. The economics and nutritional impacts of food assistance policies and programs. Food Policy, 42：151-163

一、营养导向型价值链

1. 是什么？

食品价值链由各种农场和企业及其连续的协调增值活动组成，这些活动将原材料转化为可销售给最终消费者的食品。传统的价值链方法通过提升效率来提高经济效益，而营养导向型价值链方法的目标则是最大限度地提高价值链所能提供的营养效益。这就需要提升营养食品（如水果和蔬菜）的价值链水平，并确定能在价值链任何环节增加其营养价值的切入点。

2. 为什么？

鉴于目前的城市化趋势和农业劳动力的减少，人们对满足其基本粮食需求的市场依赖必然会增加。市场联系和价值链在决定食品的可获得性、可负担性和质量方面发挥着关键作用。在这种情况下，营养导向型价值链方法提供了一个有用的框架，在价值链的任何环节通过最大限度地增加营养机会，以此来控制食物系统的复杂性并释放其提供健康食品的潜力。

3. 如何做？

- 价值链方法可用于应对营养问题。包括以下步骤：
  - 目标人群营养问题的情况分析；
  - 确定可以帮助解决这一营养问题，但目前供不应求且没有被最需要的人消费或者其营养价值低于潜力的关键食物；
  - 目标食物的价值链分析，旨在找出瓶颈，并提出实质性的、量身定制的市场干预措施，提供供给侧和/或需求侧解决方案。
- 根据约束是在价值链的供应侧还是需求侧，可以采用三种可能策略：

- 加强营养食品的供应（例如增加产量、改善加工、储存和运输能力）；

- 通过社会营销和行为改变运动增强对营养食品的需求；

- 增加营养价值（例如确保食品安全、最大程度减少食物和营养物质的损失和浪费、应用营养导向型加工方法，如重新配制和营养强化）。

- 专注于特定的价值链。由于专注于特定的价值链，这些方法高效地用于填补人群/子群的膳食差距，而不是提高饮食的整体质量，尽管后一个目标可以通过针对多重和互补价值链的综合干预措施来实现，这些价值链可以共同创造一个更健康的食物系统。

- 通过营养视角进行价值链分析还有助于重新设计现有的价值链干预措施，以实现更大的营养效果（例如，通过评估现有价值链的营养效果并对链条的组织方式进行适当改变）。

- 如果市场对营养食物的需求受到低购买力的限制，社会保护计划的公共采购可以帮助提高弱势群体的消费，创造需求，从而刺激供应。

- 促进对物流价值链的投资是贸易战略和政策的一个组成部分。尤其是可以利用价值链来改善城乡贸易关系，实现城乡双赢，使农村生产者获得更大的经济回报，城市消费者可以以负担得起的价格享受各种营养食品。

- 大多数人，特别是穷人，一般从小农户、传统贸易商、街头小贩和小零售商那里获得来自非正规和传统价值链的新鲜食品。可以通过瞄准和赋予这些参与者权利来抓住机会。

4. 有利环境

- 除了价值链干预之外，还需要更广泛的干预措施来改善发展中国家的商业环境（如税收、基础设施的可用性、农村地区的分销渠道），以使私营部门参与者能够向穷人提供营养食品。

- 营养导向的价值链方法通常在公私合作的背景下实施，但是需要透明和包容性的政策框架来管理（私人）经济目标与（公共）卫生目标之间的潜在风险和平衡。

- 需要开发特定工具以确保价值链发展能够提供公平的、特别关注农民的价值分配，农民往往是链条中最薄弱的环节。

更多信息参见：

- Committee of World Food Security. 2016. Inclusive value chains for sustainable agriculture and scaled up food security and nutrition outcomes – Background document. CFS 2016/43/Inf.21.www.fao.org/3/a–mr587e.pdf

- FAO. 2014. Developing sustainable food value chains – Guidingprinciples. Rome.www.fao.org/publications/card/en/c/aa9b41cf–ea96–4927–a730–ab51dcfcbb91/

- FAO. Sustainable food value chain knowledge platform.www.fao.org/sustainable–food–value–chains/home/en/

- GAIN & IDS.Nutritious Agriculture by Design:A tool for program planning. nutritious agriculture–tool1.gainhealth.org/

- Gelli,A.,Hawkes,C.,Donovan,J.,Harris,J.,Allen,S.L.,DeBrauw,A.& Ryckembusch,D.2015.Value chains and nutrition:A framework to support the identification,design,and evaluation of interventions.http://bit.ly/2dh0K0L

- Hawkes, C. & Ruel, M.T. 2012. Value chains for nutrition.Reshaping agriculture for nutrition and health,73–82

- Hawkes, C. 2009. Identifying innovative interventions to promote healthy eating using consumption–oriented food supply chain analysis. Journal of Hunger & Environmental Nutrition, 4(3–4):336–356

- Henson, S., Humphrey, J., & Mc Clafferty, B. (2013). Nutritious agriculture by design: a tool for program planning. GAIN–IDS Discussion Paper.Geneva: GAIN.http://bit.ly/2d8vGkg

二、妇女赋权和性别平等

1. 是什么？

妇女赋权是指提高妇女的社会、经济、政治和法律实力，使她们获得权力并控制自己的生活。赋予妇女权力是实现两性平等的先决条件，性别平等是指妇女和男子在公民和政治生活中享有平等的权利、机会和权益。在食物和农业部门，性别平等是指男女平等参与农村机构的决策，平等获得农业发展和市场的生产资源、资产、体面就业机会、收入、商品和服务。从妇女赋权到改善营养的途径包括三个相互关联的组成部分：妇女将收入用于食物和非食物支出、妇女照顾自己与家人的能力和妇女的能量支出。

2. 为什么？

妇女赋权和性别平等是农业、营养和卫生部门的纽带。研究表明，妇女控制的资源和收入流对营养产生了积极影响，因为它们更可能用于食品、教育、医疗。当妇女无法获得家庭收入或其他资源（土地、信贷、信息等）或无权决定其使用和分配时，男女之间基于性别的不平等对人口的营养状况产生强烈影响。此外，妇女的工作量（田间工作、取水、收集薪柴、家务琐事等）将会减少儿童保育、母乳喂养和准备食物的时间。另外，繁重的工作量会对孕妇的健康和营养状况产生重大影响，增加孩子出生时体重不足（低于2 500克）的可能性，进而成为发育迟缓的青少年和营养不良的成年人。这个过程被称为营养不良的代际循环。

性别平等和父母共同分担抚养儿童的责任对食物安全和营养以及农业生产产生积极影响。设计和实施针对农业和农村发展以及食物系统的性别敏感干预措施，解决不平等的性别关系和赋予妇女权力，是促进改善营养方案取得成功的主要因素。

3. 如何做？

- 妇女不仅承担生产，而且还担任生育角色；因此，应仔细评估儿童保育和农业生产之间的权衡。应评估时间和劳动力需求，以避免因妇女工作量增加而可能对抚育、健康和营养状况产生的负面影响。

- 采用节省劳力的技术和做法可以减少妇女的工作量，并为儿童保育、食品准备和妇女的健康和休闲腾出宝贵的时间。例如：

  - 高产抗虫害作物、使用役畜、保护性农业和免耕方法，以及来往农田的运输设施／机械都可以减少农业生产所需的劳动力需求。

  - 妇女通常负责初级加工。因此，妇女的工作可以通过引进适当的收获后技术来得到减轻，例如小型捣碎机和去壳机。

  - 农村妇女在收集水、柴火等工作上也花了大量时间，因此，水源的建设和恢复是一项节省劳力的投资，还应实施计划来推广燃料节省技术和准备食物所需的高燃料效率炉灶。

- 妇女在价值链的各个阶段都发挥着关键作用，包括减少生产、收获后和加工阶段的食物损失和浪费。因此，重点关注提高妇女知识和能力的干预措施对确保提供足够数量的食物和保持食物的营养价值至关重要。

- 关注妇女种植的粮食作物，改善妇女获得推广、农村咨询、金融服务以及信息和市场的机会，这些都是支持妇女获得和控制生产性资源和增加收入的例子。在处理"女性作物"时，重要的是对性别采取整体方法，因为经验表明，当这些作物变得有利可图时，男性可能会接管其生产。

- 针对妇女创造创收机会同确保公平获得体面就业和控制收入的机会同样重要。

- 让所有家庭成员以及经常在家庭动态和决策中发挥重要作用的社区领导者参与，是成功确保可持续行为改变、实现更好营养和承认妇女关键角色的重要因素。特别是，应该努力让父亲和祖父母辈参与进来，并建立他们关于营养和保育的知识。应鼓励父亲积极参与，并与母亲分担照顾婴幼儿的责任。

- 设计能够针对并适应男性与女性的营养教育活动和计划非常重要。

4. 有利环境

- 赋予妇女权力本身就是为营养营造有利环境的基本要素。

- 重要的是确保国家妇女经济赋权战略（及相关实施计划）适当考虑营养问题（例如，女性营养需求，特别是在怀孕和哺乳期间；营养风险和与妇女多重责任相关的压力，如生产者/挣钱者和照料者等）。

- 考虑妇女和男子在部门政策中的差异化需求、作用和责任，有助于提高妇女的权利和地位以及营养。这些有利环境应包括土地占有权政策、教育战略、商业政策和劳动政策等。

- 这些政策应承认并保护妇女的生产和生育作用（例如，生育保护、工作与生活平衡政策、职业健康和安全措施、便利儿童保育设施的使用、促进母乳喂养）。

- 健康与营养政策和指南应特别关注孕妇和哺乳期妇女的生理需求，以解决她们更容易受到营养不良和微量营养素缺乏影响的问题。

- 政策和法律框架应制止童婚和严重侵犯妇女人权（如切割女性生殖器官）的有害传统习俗，促进生殖健康，提高计划生育和生殖健康服务的覆盖面，这些对妇女赋权和提高她们及其子女的健康至关重要。

- 促进并使妇女便于接受教育（包括高中和高等教育）是赋予妇女权力的基础。

更多信息参见：

- FAO. 2013. Synthesis of guiding principles on agriculture programming for nutrition. www.fao.org/docrep/017/aq194e/aq194e00.htm

- FAO. Gender and nutrition.www.fao.org/docrep/012/al184e/al184e00.pdf

- FAO & ADB. 2013. Gender equality and food security – Women's empowerment as a tool against hunger. www.fao.org/wairdocs/ar259e/ar259e. pdf

- FAO. 2014. E-learning course: Gender in food and nutrition security. www. fao.org/elearning/#/elc/en/course/FG

- FAO.2013.Policyongenderequality – Attaining food security goals in agriculture and rural development. www.fao.org/docrep/017/i3205e/i3205e.pdf

- SOFA.2010/2011. Women in Agriculture – Closing the gender gap for development. www.fao.org/docrep/013/i2050e/i2050e00.htm

- Committee on World Food Security. Policy recommendations: Gender, Food Security and Nutrition. www.fao.org/docrep/012/al184e/al184e00.pdf

三、食物损失和浪费：预防、减少和管理

1. 是什么？

食物损失是指可供人类直接食用的安全营养食物的数量或质量下降。食物损失包括营养价值、经济价值和 / 或食品安全的损失。食物浪费是食物损失的一个部分，是指在食物供应链的任何一点丢弃或将安全营养的食物转为其他用途（非食物）。食物损失发生在种植业、畜牧业、渔业或林业食物供应链的初级生产阶段以及收获后（处理和储存）、加工、分配和消费等各个阶段。预防和减少食物损失和浪费已纳入更广泛的可持续食物系统概念。

2. 为什么？

每年全球人类消费的粮食（约 13 亿吨）中，有三分之一的损失或浪费。食物损失和浪费是波及世界所有地区和所有食物种类的问题，特别是涉及高营养和易腐食品，如新鲜水果和蔬菜、鱼类、肉类与乳制品等。食物损失和浪费的原因与具体情况有关，可能与食物供应链参与者的能力不足、储存设施和食品包装不足、缺乏市场准入和消费者行为等有关。在中等收入和高收入国家，大多数食物损失和浪费发生在分配和消费层面，而在低收入国家，则集中在生产和收获后。

虽然大多数浪费发生在工业化国家，但它也正成为发展中国家日益严重的问题，这是由于城市化、城乡一体化差距、分配链效率低下以及饮食和生活方式的变化等因素造成的。

3. 如何做？

- 为了对人类营养产生更大影响，预防和减少食物损失与浪费的措施

在关注粮食损失数量的同时，还应特别强调预防和减少营养损失。

- 在发展中国家，食物损失主要发生在食物价值链的早期阶段。通过农民的直接支持以及对冷链基础设施、运输和安全包装的投资来加强供应链建设将有助于减少食物损失。

- 缩短生产者与消费者之间的距离（例如通过支持短价值链）有助于预防和减少粮食损失。

- 加强营养教育，包括提高对生产、转化、分销和购买行为的认识，减少食物损失和浪费，可以成为提高包括终端消费者在内的食物系统中所有参与者意识的关键工具。

- 通过回收和再分配安全、营养的食物供人们直接食用，可以实现从源头上预防食物浪费。回收包括有偿或无偿接收的食物，否则这些食物将被丢弃或浪费。再分配是指将收到的食物进行储存或加工，然后直接通过中间人有偿或无偿分发给有需要的人。

- 分销商可以通过对新鲜水果、蔬菜或其他食物采取有利于营养的外观标准来减少食物浪费（也即，不要丢弃外观"丑陋"但非常安全、营养的食物）。

- 其他策略可能包括调整用餐份量以使其满足饮食需求，以及提高消费者计划用餐、保存食物和充分利用家庭残羹剩饭的能力。

- 还可以探索将剩饭作为动物饲料、堆肥和其他工业用途的方法。

4. 有利环境

- 联合国《2030年可持续发展议程》将食物损失和浪费［可持续发展目标（SDG）12.3］作为优先发展重点事项。

- 世界食物安全委员会（CFS 2014）促进采用"食物消耗—不损失或不浪费"等级（即食物损失和浪费的预防、安全和营养食物的回收和再分配）并建立监控和测量目标。

- 需要在生产和消费之间建立解决食物损失和浪费的政策，辅之以适当的预算分配、监测和评估框架，并在纵向（从国家到地方各级）和横向（部门之间）进行协调。

- 改变食物损失和浪费行为有效战略的关键要素包括适当的短期、

中期和长期投资，对良性行动的经济激励以及有效的浪费管理和监测法规。

- 提高食物损失和浪费数据的可用性是促进知情决策和多利益相关方合作有利环境的重要因素，包括实现可持续发展目标（SDG）12.3。

更多信息参见：

- CFS. 2014. Policy recommendations. Food Losses and Waste in the Context of Sustainable Food Systems.
- FAO Global Initiative on Food Loss and Waste Reduction.www.fao.org/3/a-i4068e.pdf
- FAO, IFAD & WFP Community of Practice on Food Loss Reduction. www.fao.org/food-loss-reduction
- FAO. Global Initiative on Food Loss and Waste Reduction (SAVEFOOD). Field case study.www.fao.org/save-food/resources/casestudies/en/
- GIZ, RUAF &FAO. 2016. City Region Food Systems and Food Waste Management. Linking Urban and Rural Areas for Sustainable and Resilient Development. star-www.giz.de/starweb/giz/pub/servlet.starweb?path=giz/pub/pfm.web&r=42540
- Review of methods for estimating grain loss. gsars.org/wp-content/uploads/2015/09/WP-Review-of-Methods_for_estimating_grain-loss-160915.pdf
- FAO. Technical Platform on the Measurement and Reduction of Food Loss and Waste .www.fao.org/platform-food-loss-waste/en/
- HLPE,2014.Food losses and waste in the context of sustainable food systems. A report by the High Level Panel of Experts on Food Security and Nutrition of the Committee on World Food Security, Rome 2014 Available at: www.fao.org/cfs/cfs-hlpe/reports/en/

四、食品质量、安全与卫生

1. 是什么？

食品安全是确保食品在制备和（或）按预期用途食用时不危害消费者健康。安全食品不含有危害物（即食品中可能对健康产生不利影响的任何生物、化学或物理物质）。

2. 为什么？

受生物、化学或物理危害物（包括有害病原体、天然毒素和化学物质等）污染的食物可导致营养不足并对健康造成不良影响。食源性疾病大部分都与新鲜的动物源食物和蔬菜有关。随着食物市场的国际连通性增加、供应链延长、食物系统中的参与者数量增加，发现和消除这些食源性风险既复杂又极具挑战性。食品贸易的增加也可能带来新的安全隐患，可能会重新引入已经被控制住的风险因素并广泛传播受污染的食品。因此，食品质量、卫生和安全标准是食品安全的系统性预防方法，目的在于保护公众健康，并以符合现代食品环境的方式改善营养和安全食品的可及性。

3. 如何做？

- 食品安全卫生风险需在生产、加工、贸易、准备和消费等整个食品供应链环节进行控制，最优资源配置应建立在基于风险而非基于危害物的方法之上，这在较贫穷的国家尤为重要。

- 可以在供应链的各个环节控制风险，包括：减少种植中的农药和动物养殖中的抗生素使用；防止由动物造成的收获物污染；基础卫生设施的采用；储存和加工设施中的空气循环和湿度控制；黄曲霉毒素控制；改善街头食品摊贩卫生和安全的做法；向家庭提供有关洗手与安全处理和制备食物的信息。

- 采用食品级容器或用氯消毒过的水等简单创新可以大大提高食品安全和质量,即使在非正规食品部门等低技术领域也是如此。应鼓励采用适当的技术。

- 在非正规部门占主导地位的情况下,建议使其"专业化"而不是"惩罚"。将非正规部门的能力发展与进一步激励行为改变的激励措施相结合,已被证明是促进许多发展中国家食品安全的有效方法。

4. 有利环境

- 食品法典委员会制定了国际公认的食品标准、准则和行为守则,这将有助于提高食品贸易的安全性和质量。虽然个体企业食品安全标准发挥着越来越重要的作用,但是国家法律框架是国家食品安全控制的基础,它规定了食品安全和质量的最低限度。这些应建立在食品法典委员会制定的完善的国际规范和标准以及良好农业规范(GAP)、良好生产规范(GMP)、良好卫生规范(GHP)与危害分析和关键性控制点(HACCP)等相关食品安全概念的基础之上。

- 虽然每个国家都有其符合特定国情和需求的不同机构设置,但现代国家食品管理系统均包含五个基本要素:i)明确界定的食品管控角色和责任组织以及相互间的沟通协调机制;ii)适应性广的食品安全政策、法律和监管框架;iii)运作良好的食品检验和认证系统;iv)权威分析实验室和检测机构的介入;v)与利益相关者进行信息、教育和沟通的工作机制。

- 应认真制定国家政策,以避免对构成大多数发展中国家经济支柱的中小型企业和非正规市场的无意识歧视,因为贫困消费者的大部分食物往往从上述渠道获取。

- 加强中小企业的合规能力至关重要。有必要根据对这些企业的具体要求调整法规,一般在不损害消费者健康和安全的情况下减轻监管负担。

更多信息参见：

- Codex Alimentarius: www.fao.org/fao–who–codexalimentarius/en/

- FAO&WHO. Codex Alimentarius – International Food Standards. Available from: www.fao.org/fao–who–codexalimentarius/standards/en/

- FAO & WHO. 2003. Assuring food safety and quality: Guidelines for strengthening national food control systems. www.fao.org/docrep/006/y8705e/y8705e00.htm

- FAO. 2006. Strengthening national food control systems – Guidelines to assess capacity building needs. www.fao.org/documents/card/en/c/65d5d3d2–ebc4–547e–93ac–b6841cd351dd/

- FAO. 2009. Good hygienic practices in the preparation and sale of street food in Africa. Tools for training.www.fao.org/docrep/012/a0740e/a0740e00.htm

- FAO. 2016. Influencing food environments for healthy diets. Summary www.fao.org/documents/card/en/c/5ae63536–6fa1–43df–82fc– 47066fffbc71/

- Global Panel. 2016. Assuring safe food systems: Policy options for a healthier food supply. Policy Brief No.5. Available at www.glopan.org/food–safety

一、术语表

1000 天 —— 机会之窗 （1000 days — Window of opportunity）	是指受孕期和两岁之间的这段时间，在此期间营养不良而造成不可逆转损害，这些损害可以而且应该加以预防。 参考：孕产妇和儿童营养不良，柳叶刀，2008
急性营养不良（消瘦/低体重身高比）［Acute malnutrition(wasting/low weight–for–height)］	在大多数情况下，消瘦或瘦弱表明最近有严重的体重减轻过程，这通常与急性饥饿和/或严重疾病有关。5 岁以下儿童最容易患急性营养不良的风险，特别是从纯母乳喂养过渡到辅食喂养时。 参考：WHO
鱼菜共生 （Aquaponics）	是指在共生环境中将传统水产养殖（养殖水生动物，如蜗牛、鱼、小龙虾或虾）与水培法（通过将根置于液体营养液而非土壤中培养植物）相结合的任何系统。植物代谢水产养殖中产生的副产品，从而保持水环境清洁，以适应水生动物的生长。 参考：FAO
平衡膳食 （Balanced diet）	提供适量和多样化的膳食，以满足人们对健康和积极生活的宏量和微量营养素需求。
生物利用度 （Bioavailability）	可以被人体消化、吸收、利用的营养素摄入量。 参考：食品法典
金字塔底层 （Bottom of the Pyramid）	金字塔底层（BOP）是指财富金字塔的底部，它是最大但也是最贫穷的社会经济群体。BOP 模型是指通过产品创新（例如采用小包装响应购买力较弱人群的需求）或流程创新（例如给予为穷人服务的小型零售商特许经营权）向最贫困人口提供商品和服务的商业模式。

慢性营养不良（发育迟缓 / 低身高年龄比） ［Chronic malnutrition(stunting / low height-for-age)］	是指生长失败的一种形式，可导致生长和发育过程中身体和认知发育迟缓，一般发生在当身体无法吸收足够的营养素（由于缺乏足够的食物和 / 或疾病）来满足长时间的膳食能量和营养需求时。 参考：WHO
气候智能型农业（CSA） ［Climate-smart agriculture(CSA)］	这种方法有助于指导转变和重新调整农业系统，以有效支持发展并确保在不断变化的气候中实现食物安全。CSA 旨在解决三个主要目标：可持续提高农业生产力和收入；适应和建立对气候变化的恢复力；在可能的情况下减少和 / 或消除温室气体排放。 参考：FAO
补充喂养 （Complementary feeding）	除了母乳或母乳替代品外，通过食物为婴儿提供的营养品。6 月龄后，当母乳不再足以满足婴儿的营养需求时，应在儿童的饮食中添加辅食。 参考：FAO
膳食多样性 （Dietary Diversity）	衡量个体或群体在一定时期内消费不同类别食物种类的量度。 参考：FAO
营养不良的双重负担 （Double burden of malnutrition）	在整个生命过程中，个体、家庭或群体中的营养不足（消瘦、发育迟缓和微量营养素缺乏）与超重 / 肥胖并存。 参考：FAO/WHO
有利环境（食物安全和营养） ［Enabling environment(for food security and nutrition)］	食物安全和营养的有利环境包括政策、方案和法律框架等一系列方面的承诺和能力，动员人力和财政资源，协调机制和伙伴关系和基于证据的决策等。 参考：FAO
能量密集食物 （Energy-dense food）	单位重量含有高卡路里（能量）的食物。过度加工的能量密集型食物含有高糖、饱和脂肪和 / 或盐，但微量营养素含量低，可能对健康产生不利影响。 参考：FAO/WHO

食物环境 （Food environment）	是与食物系统和营养相关的新兴概念之一。它指定了食物系统和消费者之间的接口。食物环境被定义为各种食物的可用性、可负担性、便利性和可获得性。食物环境直接受食物系统的影响，进而影响膳食质量和营养状况。在研究中，食物环境的概念主要用于高收入国家的膳食质量问题（即超重、肥胖和慢性非传染性疾病[NCDs]）。 参考：Herforth and Ahmed，2015
食物系统 （Food system）	食物系统包括生产、加工农产品以及将产品送至消费者手中的所有人员、机构和流程。食物系统收集与食物的生产、加工、分配、准备和消费有关的所有要素（环境、人员、投入、过程、基础设施、机构等）和活动，以及这些活动的产出，包括社会经济和环境成果。 参考：SOFA 2013, HLPE 2014
食源性方法 （Food-based approach）	一种认识到食物在改善营养状况中的核心作用的方法。以食物为基础的方法认识到享受各种食物带来的多种益处（营养、生理、心理、经济、社会和文化）。基于食物的方法可以辅以依靠基于医学的干预措施（如维生素和矿物质补充剂）的策略。 参考：FAO
食源性膳食指南（Food-based dietary guidelines）	基于食物的膳食指南（也称为膳食指南）旨在为促进健康饮食习惯和生活方式的公共政策、计划与行动奠定基础。它们就食物、食物搭配和膳食模式提供建议，以促进整体健康和预防慢性病。 参考：FAO
健康膳食 （Healthy diets）	提供各种形式预防营养不良以及非传染性疾病（NCD，包括糖尿病、心脏病、中风和癌症等）的饮食方式。 参考：WHO
家庭种植的学校餐 （Home Grown School Meals, HGSM)	一种学校供餐模式，旨在为学龄儿童提供安全、多样化和营养丰富的食物，这些食物来自当地小农户。 参考：WFP

本土作物 （Indigenous crop）	在地质时期内给定区域的原生植物，包括被忽视和未充分利用的物种。 参考：FAO
生计 （Livelihood）	生计包括生存手段所需的能力、资产（自然、人力、物力及财力）和活动。生计是可持续的，可以应对压力和冲击并从中恢复，维持或增强其能力和资产，为下一代提供可持续的谋生机会，并为地方和全球的其他生计带来长期和短期净收益。 参考：R. Chambers & G. Conway, 1992
低出生体重 （Low birth weight）	指出生时体重不足 2 500 克，会导致一系列不良健康后果和死亡风险增加。 参考：WHO
营养不良 （Malnutrition）	指积极健康生活所必需的能量和 / 或营养素出现缺乏、过度或不平衡引起的异常生理状况。营养不良包括营养不足、微量营养素缺乏、超重和肥胖，这些疾病可能单独发生，也可能共同出现。 参考：FAO/WHO
微量营养素缺乏（隐性饥饿） （Micronutrient defficiency， hidden hunger）	指缺乏对生物体正常机能、生长和代谢至关重要的维生素、矿物质和 / 或微量元素。通常由不良饮食引起，它通常被称为"隐性饥饿"，因为其身体症状不易察觉，而其后果可能是致命的。它可以并且经常与营养不足和超重及肥胖共存。 参考：FAO/WHO
多营养综合水产养殖 （Integrated multi-trophic aquaculture，IMTA)	一种水产养殖方法，该方法将不同的物种在给定的受控区域内一起饲养，通过水的养分和能量转移相连（例如，来自给定物种的副产物再循环用作另一种物种的饲料）。 来源：FAO

被忽视和未充分利用的物种 （Neglected and underutilized species，NUS)	是指那些很少受到关注或被农业研究人员、植物育种家和政策制定者忽视的物种。通常，NUS 不作为商品进行交易。它们是适应特定的、通常是当地环境的野生或半驯化的品种和非木材森林物种。许多这类品种和物种以及关于其种植和使用的丰富传统知识，正在以惊人的速度消失。 参考：Bioversity International
慢性非传染性疾病 （Non-Communicable Diseases，NCDs)	也称为慢性病，不会在人与人之间传播。它们持续时间长，通常进展缓慢。慢性非传染性疾病主要有 4 中类型，分别是心血管疾病（如心脏病和中风）、癌症、慢性呼吸道疾病（如慢性阻塞性肺病和哮喘）和糖尿病。 参考：WHO
营养密集型作物（Nutrient-dense crop）	单位质量营养素含量高的作物。 参考：FAO
营养素生产力 （Nutrient productivity）	这是一项评估农业生产满足人类对 9 种营养素（能量、蛋白质、膳食纤维、铁、锌、钙、维生素 A、维生素 C 和叶酸）需求程度的措施。它结合了产量、农产品营养成分和人体对这 9 种营养素的营养需求。 参考：FAO
富营养食物（Nutrient-rich foods）	指单位质量营养素含量高的食物。 参考：FAO/WHO
营养（Nutrition）	是指与身体的饮食需求有关的食物摄入量。良好的营养（充足、均衡的饮食与定期的体育锻炼相结合）是健康的基石。营养不良可导致免疫力下降，疾病易感性增加，身心发育受损，生产力下降。 参考：FAO/WHO
营养导向型干预措施 （Nutrition-sensitive interventions）	可以是任何部门的干预措施，它不一定都以营养为主要目标，但旨在解决营养不良的一些潜在原因（包括家庭粮食安全、母亲和儿童的照顾以及初级保健服务和卫生）。 参考：柳叶刀 2008/FAO

营养干预措施 （Nutrition-specific interventions）	主要以营养为目标的干预措施，主要用于解决营养不良的直接决定因素，如充足的食物和营养摄入，急性营养不良的治疗、护理实践，减轻传染病的负担。 参考：柳叶刀 2008/WHO
超重和肥胖 （Over weight and obesity）	由于脂肪积累过多，体重高于正常标准。身体质量指数（BMI）介于 25 和 30 之间为超重，高于 30 为肥胖。BMI 定义为体重（以千克表示）除以身高的平方（以米表示）。 参考：WHO
加工食品 （Processed food）	根据加工程度，食品可分为： – 未加工食品：收获、屠宰后不久食用的食品。 – 烹饪佐料：从食物中提取 / 精制的成分（例如植物油、动物脂肪、淀粉、糖和盐。 – 最低限度加工食品：将未加工的食品以不添加或引入任何物质的方式进行改变，但可能涉及去除食品的某些部分（例如通过清洗、去皮、挤压、切片、干燥、巴氏灭菌和冷冻等）。 – 加工食品：通过向未加工或最低限度加工的食品中添加烹饪佐料制成的食品；由此产生的产品保留了原始食品的基本特性和大部分成分，但添加的物质渗入食品后并改变其性质（例如罐装或瓶装蔬菜或豆类，保存在油中的罐装鱼，由谷物面粉、水、发酵剂和盐制成的面包）。 – 过度加工食品和饮料：主要或完全由食品衍生的物质配制而成，几乎没有或甚至完全没有全食物含量的产品。它们通常含有各种防腐剂组合以及稳定剂、乳化剂、溶剂、甜味剂、颜色、香料等（例如大规模生产的面包和糕点、糖果、即食食品、罐装汤或脱水汤料、薯片、零食、加糖或加甜饮料等）。 参考：NOVA 食品定义和分类体系
即食食品 （Ready-to-eat food）	是指通常以其原始状态食用或经过处理、加工、混合、煮熟以及其他方式制成的食物，这些食物通常无须进行杀菌处理（如通过加工）即可食用。

即用型辅助食品（Ready-to-use supplementary food）	即用型辅助食品是一种即用型食品，专门用于治疗 6~59 月龄儿童的中度急性营养不良。即用型辅助食品富含微量营养素、必需脂肪酸和优质蛋白质，以满足儿童的营养需求。
即用型治疗性食品（Ready-to-use therapeutic food）	即用型治疗性食品通过提供在家中即可安全食用、且能使严重营养不良的儿童体重快速增加的食品，彻底改变了严重营养不良的治疗方法。
社会营销（Social marketing）	社会营销旨在通过利用商业营销方法来改变特定行为实践（在此为"饮食实践"），以追求社会利益（在此为"改善营养"）。参考：FAO
社会保护（Social Protection）	社会保护是指向穷人提供现金或实物转移，以保护弱势群体免受风险和提高边缘化群体社会地位与权利的举措，以实现减少贫困与经济和社会脆弱性的总体目标。参考：FAO
主食（Staple food）	主食是指经常食用的一类食物，其量足以构成饮食的主要部分并且提供大部分能量和营养需求。主食不能满足人类的总营养需求，仍需要各种其他食物。参考：FAO
可持续膳食（Sustainable diets）	可持续膳食是那些对环境影响较小的饮食模式，有助于食物和营养安全以及子孙后代的健康生活。可持续膳食保护和尊重生物多样性与生态系统，在文化上可接受，可获得，且经济上公平可负担得起，营养充足、安全和健康，同时还可优化自然和人力资源。参考：FAO/Bioversity International
营养不足（Under nutrition）	由于反复传染病导致的营养摄入不足和 / 或吸收不良和 / 或生物利用度不高所带来的后果。它包括体重不足、身高太矮（发育不良）、身体瘦弱（吸收不良）及缺乏维生素和矿物质（微量营养素营养不良）。参考：FAO
绿色—水—生物多样性（VAC）系统（VAC systems）	VAC［Vuon（绿色），Ao（水），Chuong（生物多样性）］是越南使用的小规模综合系统，通常包括农作物（例如主粮生产、水果和蔬菜的家庭园艺）、水产养殖（例如用作鱼塘的水淹稻田）和畜牧业（例如小型家禽，也为作物生产提供肥料）。参考：FAO

二、食物系统的四个功能

消费者需求、食物制作和偏好

消费者需求决定了生产、加工和贸易的食品。
家庭需求的主要驱动因素是：

购买力 ➡️ 由收入水平、价格、生产率、工资率、税收和现金转移以及汇寄决定。

偏 好 ➡️ 与个人和社会层面的食品相关的知识、信念与态度和实践行为相关联。

个人食物消费受家庭食物保存、准备和烹饪实践以及家庭内部食物分配影响。
社会保护计划包括补贴、学校供餐计划、消费者教育，对支持消费者需求和消费至关重要。

食物贸易与营销

食物贸易包括不同层面的交换，包括国内（即农村和城市之间及内部）、区域和国际（即进口／出口），用于从生产地点向消费者提供食物。

> 食品贸易的要素（例如优质的道路、运输和销售冷链、进口法规、价格及价格政策等）塑造了食品供应和食品价格。

食品营销是指围绕食品实物销售（批发、零售、餐饮）及其促销（标签、定价、品牌和广告）的所有活动、参与者、相关基础设施和法规。